乳幼児の健康 第3版

編著　早稲田大学 教授／医学博士　前橋　明
著　　石井浩子／岩城淳子／佐野裕子／泉　秀生
　　　森田陽子／松尾瑞穂／笹井美佐

大学教育出版

まえがき

　わが国では、子どもたちの学力低下や体力低下、心の問題の顕在化が顕著となり、各方面でその対策が論じられ、保育・教育現場では悪戦苦闘しています。子どもたちの脳・自律神経の機能低下、不登校や引きこもりに加えて、非行・少年犯罪などの問題も顕在化しており、それらの問題の背景には、幼少児期からの「生活リズムの乱れ」や「運動不足」「親子のきずなの乏しさ」が見受けられ、心配しています。子どもたちが抱える様々な問題も、その生活実態を分析すると、幼少児期からの「生活習慣の悪さとそのリズムの乱れ」や「家族のコミュニケーションの弱さ」が原因となっていることに気づきます。

　結局、子どもたちの睡眠リズムが乱れると、摂食のリズムが崩れて朝食の欠食・排便のなさへとつながっていきます。その結果、朝からねむけやだるさを訴えて午前中の活動力が低下し、自律神経の働きが悪くなって昼夜の体温リズムが乱れてきます。そして、ホルモンリズムが乱れて体調不良になり、さらに、精神不安定に陥りやすくなって、行き着くところ、学力低下、体力低下、心の問題を抱える子どもたちが増えてきたというわけです。

　それらの問題の改善には、ズバリ言って、大人たちがもっと真剣に「乳幼児期からの子ども本来の健康的な生活」を大切にしていくことが重要です。

(1)　夜型の生活を送らせていては、子どもたちが朝から眠気やだるさを訴えるのは当然です。

(2)　睡眠不足だと、注意集中ができず、また、朝食を欠食させているとイライラ感が高まるのは当たり前です。保育中や授業中にじっとしていられず、歩き回っても仕方がありません。

(3)　幼いときから、保護者から離れての生活が多いと、愛情に飢えるのもわ

かります。親の方も、子どもから離れすぎると、愛情が維持できなくなり、子を愛おしく思えなくなっていきます。

(4) 便利さや時間の効率性を重視するあまり、徒歩通園から車通園に変え、親子のふれあいや歩くという運動量確保の時間が減っていき、コミュニケーションが少なくなり、体力低下や外界環境に対する適応力が低下していきます。

(5) テレビやビデオの過度な使いすぎも、対人関係能力や言葉の発達を遅らせ、コミュニケーションのとれない子どもにしていきます。また、距離感が育たず、空間認知能力の低い子にもしていきます。こうなると、ケガや事故が多くなるでしょう。さらに、午後の運動あそびの減少、ゲームの実施やテレビ視聴の激増は、生活リズムの調整をできなくしています。

　それらの点を改善していかないと、わが国の子どもたちの学力向上や体力強化は、決して図れないでしょう。しかも、キレル子どもや問題行動をとる子どもが現れても不思議ではありません。ここは、腰を据えて、乳幼児期からの生活リズムの確立と、親と子のふれあいがしっかりもてて、かつ、身体的にも、知的面にも良いことを努めて実践していかねばならないでしょう。

　本書の編集にあたり、多大なるご協力をいただきました、大学教育出版の佐藤　守氏ならびに佐藤宏計様、安田　愛様に心より御礼を申し上げます。

2007年4月

　　　　　　　　　　　　　　　　　　　　　早稲田大学　人間科学学術院
　　　　　　　　　　　　　　　　　　　　　　　　教授／医学博士　前橋　明

乳幼児の健康　第3版

目　次

まえがき ……………………………………………………………前橋　明　*i*

──────[第1部　健康の基礎理論]──────

第1章　健康とは ……………………………………………………前橋　明　*2*
　1．健康とは ……………………………………………………………… *2*
　2．体力とフィットネスおよびウェルネス……………………………… *2*
　3．ヘルスプロモーション ……………………………………………… *3*
　4．健康と運動 …………………………………………………………… *4*
　5．健康とライフステージ ……………………………………………… *5*
　6．健康と体力 …………………………………………………………… *7*

第2章　子どもの心身の発達と心の健康 …………前橋　明・石井浩子　*9*
　1．幼児の心身の発達………………………………………………… *10*
　　（1）幼児期の全体的特性　*10*
　　（2）心の発達　*11*
　　（3）身体発育・運動機能の発達　*12*
　　（4）健康のためのあそびと運動　*16*
　2．幼児の精神発達特性……………………………………………… *17*
　　（1）知　覚　*17*
　　（2）記　憶　*19*
　　（3）言　語　*19*
　　（4）思　考　*22*
　　（5）情　緒　*23*
　3．幼児の心の健康 ………………………………………………… *24*
　　（1）近年の子どもの抱える心の問題　*25*
　　（2）心の健康を願っての提案　*25*

第3章　子どものからだの発達 …………………………………岩城淳子　28

 1．からだの発育・発達……………………………………………………… 28
   （1）　発育の一般的経過　*28*
   （2）　体型・体格　*32*
   （3）　骨格・歯　*33*
 2．生理機能の発達 ………………………………………………………… *34*
   （1）　呼吸・循環機能　*34*
   （2）　消化・排泄機能　*35*
   （3）　体温調節機能　*36*
   （4）　睡眠機能　*36*

第4章　基本的生活習慣の形成 ……………………………………佐野裕子　*38*

 1．基本的生活習慣とは……………………………………………………… *38*
   （1）　基本的生活習慣形成の意義　*38*
   （2）　基本的生活習慣形成の過程　*39*
 2．食事の習慣と自立 ……………………………………………………… *40*
   （1）　食事の自立　*40*
   （2）　食欲を育てる　*44*
   （3）　味覚を育てる　*45*
   （4）　食生活の安全性　*45*
   （5）　給食と弁当　*46*
 3．睡眠の習慣と自立 ……………………………………………………… *47*
   （1）　規則正しい就寝・起床　*47*
   （2）　寝る子は育つ　*49*
   （3）　午睡　*49*
 4．排泄の習慣と自立 ……………………………………………………… *50*
   （1）　排泄の自立　*50*
   （2）　言葉による排泄訓練　*52*
   （3）　幼稚園・保育所での排泄　*52*
 5．清潔の習慣と自立 ……………………………………………………… *54*
   （1）　清潔の自立　*54*
   （2）　幼稚園・保育所での清潔の習慣　*54*

6．着脱の習慣と自立 ………………………………………………………… 55
　　　　（1）　着衣の自立　55
　　　　（2）　衣服の着脱と整理・整頓　56
　　　　（3）　幼稚園・保育所での着脱の習慣　56
　　　7．健康増進に関する習慣 …………………………………………………… 58
　　　　（1）　子どもは風の子　58
　　　　（2）　薄着　59
　　　　（3）　裸・素足　59
　　　　（4）　乾布摩擦　60
　　　　（5）　幼稚園・保育所が担う健康増進の役割　60

第5章　子どものあそびと運動あそび ………………………… 泉　秀生　63
　　　1．子どもにとってあそびとは何か ………………………………………… 63
　　　　（1）　あそびとは　63
　　　　（2）　子どものあそび　63
　　　2．あそびで得られる力 ……………………………………………………… 65
　　　　（1）　身体的能力・精神的能力・社会的能力　65
　　　　（2）　運動あそび・体育あそびで得られる力　66
　　　3．季節のあそびと伝承あそび ……………………………………………… 69
　　　　（1）　季節のあそび　69
　　　　（2）　伝承あそび　72
　　　4．近年の子どものあそびとその課題 ……………………………………… 73
　　　　（1）　時間・空間・仲間の不足　73
　　　　（2）　気をつけるべき内容　74

第6章　安全管理と安全教育 …………………………………… 森田陽子　76
　　　1．安全教育の必要性 ………………………………………………………… 76
　　　　（1）　園の建物内・園具における安全確保　77
　　　　（2）　望まれる安全管理方法　78
　　　2．子どもの発達と事故 ……………………………………………………… 79
　　　　（1）　園庭・運動場における安全の確保　79
　　　　（2）　運動中の注意　79

　　　　（3）　動線への注意　　80
　3．安全教育と安全能力 ……………………………………………… 82
　4．交通安全教育 …………………………………………………… 83
　　　　（1）　交通事故の原因　　83
　　　　（2）　幼児の交通事故の特徴　　83
　　　　（3）　交通安全の学習　　84
　5．防災訓練 ………………………………………………………… 85
　　　　（1）　非常時の指導　　85
　　　　（2）　防災訓練　　86
　　　　（3）　避難方法　　87
　　　　（4）　避難時の持ち物　　89
　　　　（5）　救急箱に入れておくもの　　89

───────［第2部　近年の子どもの抱える問題とその対策］───────

第1章　乳幼児期の睡眠と生活リズム ……………前橋　明・松尾瑞穂　92
　1．生活リズムと生体リズム ………………………………………… 92
　2．遅寝・睡眠不足の子どもたち …………………………………… 93
　3．増える体温異常 ………………………………………………… 94
　4．乳児期から始まっている脳機能のかく乱 ……………………… 96
　5．生活リズム改善への提案 ………………………………………… 96
　6．都市の子も、山間の子も、島の子も、
　　　　ともに生活状況が夜型化！ ……………………… 98

第2章　幼児の健康と栄養・朝の排便 …………………………前橋　明　105
　1．最近の子どもの朝食状況と排便 ………………………………… 105
　2．コミュニケーションづくりの食卓 ……………………………… 107

3．肥　満 …………………………………………… 107
4．おやつと夜食 …………………………………… 109
5．心の居場所づくりを大切に
　　　―心のこもった料理で、家族のきずなを深めよう― ………… 110
6．夜食を食べないための工夫 …………………… 112
7．幼児の食行動と食事のチェック ……………… 113

第3章　幼児の運動やあそび …………………………前橋　明　116

1．心地よい空間 …………………………………… 116
2．運動スキルの伝達とガキ大将 ………………… 117
3．紫外線と戸外あそび …………………………… 118
4．正しい姿勢 ……………………………………… 119
5．ケガと体力 ……………………………………… 121
6．子どもにとっての安全なあそび場 …………… 122
7．運動量の確保 …………………………………… 124
8．徒歩通園 ………………………………………… 128
9．子どもの「運動やあそび」の重要性への理解 ……… 129
10．テレビゲーム …………………………………… 131

第4章　「キレる」子どもとその生活 …………………前橋　明　133

1．「キレる」子どもの増加 ………………………… 133
2．24時間活動する社会の子どもたちへの影響 … 134
3．「キレる」子どもと食生活 ……………………… 136
4．「キレる」子どもと運動 ………………………… 136
5．キレない食事 …………………………………… 139

第5章　ふれあいの大切さ・命の重み……………………………………… *140*
1．命の重み ………………………………………………笹井美佐　*140*
2．責任感とお手伝い ……………………………………前橋　明　*143*

第6章　生命力の低下と今後の方向 ……………………………前橋　明　*145*
1．親子ふれあい体操と親子クッキングのススメ ……………… *146*
2．育つ寝つきのよい子
　　　　　―寝つきをよくするためには― ……………………… *148*
3．外あそびで治る夜型（遅寝遅起き）のリズム ……………… *149*
4．生活リズム改善へ向けての
　　　　　　日中のあそびや運動に集中する知恵 ……………… *151*
5．旬の食べ物・四季のあそびを大切に ………………………… *152*
6．子どもの生活と疲労症状 ―研究知見の紹介― ……………… *153*
7．一点突破・全面改善のための知恵 …………………………… *155*

第7章　まとめ
　　　　食べて、動いて、よく寝よう！
　　　　　―― 学力低下、体力低下、心の問題に歯止めをかける
　　　　　　　生活リズム向上戦略――………………………前橋　明　*156*
1．近年の子どもたちが抱える3つの問題……………………… *156*
　　（1）　睡眠リズムの乱れ　*156*
　　（2）　摂食リズムの乱れ　*156*
　　（3）　運動不足　*157*
2．睡眠・食事・運動を軽視して、
　　　　生活リズムを大切にしなかったら、どうなる？ …… *157*
3．正しい生活リズムが身につく3つの法則
　　　　―食べて、動いて、よく寝よう― ……………………… *158*

4．すくすく生活習慣チェックシート ……………………………… 159
5．生活リズム向上大作戦！「食べて、動いて、よく寝よう」…… 160

──────［ 資　料　ポスター ］──────

親子ふれあい体操　　168
0歳児の親子ふれあい体操　　170
1歳児の親子ふれあい体操　　174
体力づくり運動をしよう Ⓐ　　178
体力づくり運動をしよう Ⓑ　　180

あとがき ……………………………………………………前橋 明　182

第 1 部　健康の基礎理論

第1章
健康とは

1．健康とは

　健康の定義について、最も広く知られているのは、世界保健機関（WHO）憲章の前文に示されているもので、「健康とは、身体的、精神的および社会的に完全に良好な状態であって、単に疾病がないとか虚弱でないというだけではない」とされている。このWHOの定義は、健康を単に病気でないというだけでなく、完全に良好な状態（well-being）としたことが特徴である。そして、社会的な側面までを含めていることから、理想的な健康像を示したものと言えるかもしれない。また、同前文には、「到達しうる最高水準の健康を享受することは、すべての人の基本的権利の一つである」とも述べられている。

　人は、自らの健康状態について尋ねられると、多くの人は、たとえ病気や障害をもっていても、「健康である」と答える。つまり、理想的な健康状態とは言えなくとも、各個人の価値観で自らの健康状態を受容し（主観的健康）、生きがいをもって生活している人も多い。

2．体力とフィットネスおよびウェルネス

　わが国では、健康に関連する概念として、体力という語がある。体力とは、人間の生存と活動の基礎をなす身体的および精神的能力であり、行動体力と防衛体力とがある。防衛体力とは、疾病や病原体に対する身体的および精神的な抵抗力（免疫力）であり、健康の基礎をなすものである。一方、行動体力は、

活動や運動・スポーツを行うときに発揮される能力であり、この能力が高いほど、活動的で、健康的であることが推測される。また、行動体力は、体力テストにより測定されている。

　一方、欧米では、フィットネス（fitness）という語が広く使われている。フィットネスとは、一般に「生理的および心理的・社会的ストレッサーをうまく調整することにより、恒常性を維持し、環境に適応する能力」[1]とされている。フィットネスは、環境への適応能力というだけでなく、健康的な生活習慣、食生活・運動実践などを含む健康体力づくりを指す言葉として用いられるようになってきた。また、体力は、フィジカルフィットネス（physical fitness）と理解されることが多い。

　また、フィットネスを発展させたウェルネス（wellnes）という概念があるが、このウェルネスは、より高い健康を実現するための、健康的なライフスタイル（生活習慣）の実践活動をいい、今では、医学や健康科学の進歩などにより、平均寿命が長くなり、健康を人生の長さ（生命の量）だけでなく、その質（QOL：quality of life）で捉えようとする考え方に関心が高まっている。つまり、QOLの意味するところは、健康を主観的および客観的に、また身体面、社会面、知的面、精神面、情緒面から、トータルに捉えようとするものである。

3. ヘルスプロモーション

　健康を維持・増進するための予防活動について、わが国では健康づくり、あるいは、健康増進という語が使われるが、欧米ではヘルスプロモーション（health promotion）という考え方が取り入れられている。ヘルスプロモーションの概念として最も広く知られているものは、WHOが1986年のオタワ憲章で、「ヘルスプロモーションとは、人々が自らの健康をコントロールし、改善できるようにするプロセスである」とした。また、健康は身体的能力であると同時に、社会的ならびに個人的資源であることが強調されており、ヘルスプロモーションは、個人による生活習慣の改善のみならず、健康政策を通じて個人を取り巻

く環境に対しても積極的に働きかけ、それを支援しようとするものと言えよう。

4．健康と運動

　外国で生活してみると、資源の無いわが国にとって、資源に代わるものは何かというと、「私たち自身」であることに気づく。つまり、日本人という人間なのである。したがって、私たち日本人が運動不足によって心身ともに軟弱化していくと、これからの日本という国の将来を土台からゆさぶっていくことになる。運動あそびであれ、体操であれ、スポーツであれ、とにかくからだを動かすことを日常生活の中で定着させていきたいものである。

　今日のわが国では、戸外の自然の中を走るよりも、高いお金を支払って、わざわざルームランナーを買い求める時代に入った。高度に工業化や機械化がなされればなされるほど、豊かで安心した生活が送れると信じてきた。確かに、工業化や機械化は生活を豊かにしてきたのは、疑う余地もない。仕事や家事（炊飯、洗濯、掃除）、どれをとっても、簡略化、電化、省略化されて便利となってきたが、その反面、人間の精神とからだの状態は、健康な状態とはほど遠いマイナスの方向にますます拍車がかかってきた。

　そういう現代社会の中で健康を維持しながら、心身ともに健全な生活を送っていくためには、自己の生活を見直して、適度な身体活動を生活の中に積極的に取り入れていくことが大切である。中でも、体操やジョギング、ハイキング、ウォーキング、散歩など、手軽にできる身体活動は、積極的に日常生活の中に取り入れてもらいたい。また、エレベーターやエスカレーターを使わずに、階段ぐらいは、自分の足を使って登り降りしてみてはどうだろうか。さらに、自動車の利用を最小限にとどめ、できるだけ歩く機会を増やしてもらいたいものである。

　つまり、運動の実践は、現代の機械文明がもたらす恩恵の中で、心身ともに弱くなりつつある日本人のからだの柔弱さを是正・改善し、トータルな健康を確保するための生活改善の積極的な努力行為であるといえる。その前向きな努

力の積み重ねによって、トータルな健康はつくられる。しかしながら、言うはたやすいが、実行、それも定期的で、かつ、継続的な実行となると、なかなかできないのが、この運動の実践である。その大切さは、誰もがわかっている。日頃から病気にならないための生活パターンをつくったり、自由で公正な行動ができる心身の状態を確保し、社会の一員として責任ある行動がとれるよう、運動を通した生活環境の整備を行っていくことは極めて大切である。病気であれば、なおさら健康なからだをとりもどしたり、バランスのとれた生活を営むための健康・体力づくり運動の実践は重要である。

5．健康とライフステージ

　乳児期には、親からの言葉かけやスキンシップを十分に与えながら、身体運動を活発に行わせてもらいたい。また、自分で移動できるように、しっかり這うことや寝返りをうつことを十分に楽しませて、全身の筋力の発達を促してほしい。
　幼児期・児童期の前半は、子どもの興味のそそるような遊戯的要素のある運動や運動あそびをさせてもらいたい。しかも、特定な動きに偏ることなく、多様な運動体験をもたせることが大切である。この時期は、平衡性や敏捷性、巧緻性などの調整力の獲得に適時性がある。そして、様々な身のこなしの習得をめざしてもらいたい。
　児童期の後半になると、からだは質的にも量的にも発達するので、少しずつ鍛錬的意味の運動やスポーツを導入するとよいだろう。しかし、競争的価値ばかりをを強調し過ぎないように注意しなければならない。そして、動きの洗練から、次第に持久力運動へと進めるとよい。
　青年期は、からだの成長が極めて旺盛で、心筋は著しく増大するが、初期には持続的に強度の運動を行わせることは要注意であり、極端な筋肉の過労は避けたいものである。中でも、18歳から20歳前後では、筋肉的にも均衡状態ができていくので、運動強度のより高いものへの挑戦も意義があり、効果もあるが、自己の実態とニーズを考慮しなければならない。

成人期になると、運動力の強大な前期と、体力が漸次衰えようとする後期とでは、実践してもらいたい運動内容や運動強度は異なる。しかしながら、運動力強大な前期といえども、就職してから運動する機会がなくなった者にとっては、急に激しい運動は禁物である。したがって、自己の生活環境や自己の体力の現状と照らしあわせて、運動を選択・実践してもらいたい。

　後期に入ると、体力や心肺機能の衰退をみるので、ウォーキングや体操、手軽にできる楽しいスポーツ等、過度にわたらない運動の実践が必要である。50歳を過ぎてから、過去に行ったことのない運動を始めることで、不安のある場合には、ホームドクターに相談して、体力に応じた運動や程度を定めてもらうとよい。腎臓病や心臓病、高血圧や動脈硬化などの疾患にかかっていながら、自覚のない場合もでてくるので、要注意である。

　老年期には、歩くことを中心に無理をせず、運動後の爽快感が味わえるよう、少しずつからだを動かすことに努めてもらいたい。年をとられていても、元気なお年寄りに共通することは、常に歩きに歩いていることである。つまり、歩くことをいとわないことが健康の維持につながるのである。人間の長寿・健康のためには、自動車に頼り過ぎず、機会を見つけては歩くことが大切である。しかも、平地ばかりではなく、坂道や変化に富んだ道を歩くことである。また、人間の寿命を支えるものは、基本的には各人の生きる意欲と姿勢であることをしっかり頭に入れ、毎日を大切に生きていくことも重要である。そして、どんな困難にも耐えていくことのできる強靭な神経を小さいときから鍛えていくことや、からだを活発に動かし、平素より正常に身体機能が働くようにしておくことが大切である。そのためには、学生時代にはしっかり体育の授業に取り組んだり、機会を見つけては、スポーツや各種の運動に励むことが長寿への第一歩となろう。

　次いで大切なことは、積極的な生活様式を採用することである。例えば、からだをあまり動かさない生活をしていると、やがてからだがだんだん動かなくなってしまい、ついにはいろいろな病気を招くようになる。病的では、長寿なんて考えられるものではない。また、からだを活発に動かすことに並行して大切なことは、合理的で価値ある食事と規則正しい生活リズムにあった十分な睡眠と休息であることも忘れないでもらいたい。

とにかく、どの年齢層でも、手軽にできる運動を、自己の体力や労働の実態に応じて行い、意欲をもって楽しく継続していくことが健康維持の秘訣である。

そこで、今、あなたが若いなら、健康を脅かす外界の刺激に打ち勝って健康を保持していく力と、運動やスポーツをするときに必要とされるからだを積極的に働かせる能力を前向きに身につける努力をしてもらいたい。つまり、いろいろなストレスに対する抵抗力としての防衛体力と積極的に活動するための行動体力を養ってもらいたいのである。

6．健康と体力

では、体力とはいったい何なのであろうか。考えてみたい。体力には、人間の勢いを決める身体的資源という側面があり、人間が活動していくうえでの原動力のようなものをいう。英語のフィジカル・フィットネス（physical fitness）という言葉に相当する。このような意味での体力は、大きく2つの側面に分けられる。

一つは、健康を脅かす外界の刺激に打ち勝って健康を保持していくための能力で、病気に対する抵抗力、暑さや寒さに対する適応力、病原菌に対する免疫などがその内容で、防衛体力と呼んでいる。もう一つは、運動やスポーツをするときに必要とされる能力で、からだを積極的に働かせる能力で行動体力と呼ばれる。つまり、体力とは、いろいろなストレスに対する抵抗力としての「防衛体力」と積極的に活動するための「行動体力」を総合した能力であるといえる。

また、行動体力[1]は、行動を起こす力（筋力・瞬発力）、持続する力（筋持久力・全身持久力）、正確に行う力（敏捷性・平衡性・巧緻性・協応性）、円滑に行う力（柔軟性）の4つに分けられる。

（1）行動を起こす力
 ① 筋力・・・筋が収縮することによって生じる力のことで、英語ではstrength という。つまり、筋力とは、筋が最大努力によって、どれくらい

大きな力を発揮し得るかということで、kgであらわす。
② 瞬発力・・・パワー（power）という言葉で用いられ、瞬間的に大きな力を出して運動を起こす能力をいう。

（2）持続する力
① 筋持久力・・・用いられる筋群に負荷のかかった状態で、いかに長時間作業を続けることができるかという能力で、muscular endurance という。
② 全身持久力・・・全身的な運動を、長時間、持続する能力で、呼吸・循環（心肺）機能の持久力である。これを、cardiovascular／respiratory endurance と呼んでいる。

（3）正確に行う力（調整力）
① 敏捷性・・・からだをすばやく動かして方向を転換したり、刺激に対してすばやく反応する能力で、agility という。
② 平衡性・・・バランス（balance）という言葉で用いられ、からだの姿勢を保つ能力をいう。歩いたり、跳んだり、渡ったりする運動の中で、姿勢の安定性を意味する「動的平衡性」と静止した状態での安定性を意味する「静的平衡性」とに区別される。
③ 巧緻性・・・からだを目的に合わせて正確に、すばやく、なめらかに動かす能力であり、いわゆる器用さや巧みさのことで、skillfulness という。
④ 協応性・・・からだの2つ以上の部位の動きを、1つのまとまった運動に融合して、目的とする動きをつくっていく能力をいい、複雑な運動を遂行する際に必要とされる重要な能力である。英語では、coordination という。

（4）円滑に行う力
○ 柔軟性・・・からだの柔らかさのことで、英語で flexibility といい、からだをいろいろな方向に曲げたり、伸ばしたりする能力である。この能力がすぐれていると、運動をスムーズに大きく美しく行うことができる。関節の可動性の大きさと関係が深い。

【文　献】
1）前橋　明：健康，明研図書，1996.

第 2 章

子どもの心身の発達と心の健康

　現在、様々な社会背景が関与して、幼児の健康生活を脅かし、本来の子どもらしい成長・発達や、健康的な生活自体がしづらくなっている現状がある。こうした現状を、いかに打破して、子どもたちの健康生活を保障していくかが、今日の課題であろう。つまり、子どもの発育・発達の担い手となる大人、主として親や保育者の意識変革こそが、幼児の健康生活を後押しし、再生していく鍵となっていくのではないだろうか。

　さて、ここでいう「発育」は、授精から成熟に至るまでの形態的にみた大きさや形の変化を扱い、身長や体重のように、その伸びを測定できるものをいう。また、「発達」は、機能の成熟へ向かった量的・質的変化を指し、成長に環境との相互作用（学習・訓練・経験）が加わって成し遂げられるものである。

　とくに、幼児期は、人生の中でも精神発達が著しい時期であり、幼児は大脳の未発達と経験の不足によって、一般的には未分化として特徴づけられ、自己中心的である。

　そこで、本章では、健康の基盤となる幼児の心身の発達の様相を概観し、さらに、幼児の精神的発達として、知覚・記憶・言語・思考・情緒について、その特性を概観しながら、幼児の心の健康について考えてみたい。

1. 幼児の心身の発達

(1) 幼児期の全体的特性

　幼児期は、心身ともに、その発育・発達が未成熟な時期であるが、将来に必要な諸能力を習得していくために開かれた時期であるといえる。また、そのための期間は、他の動物に比べ、長いのが特徴である。

　つまり、幼児期は、可能性が豊かで、柔軟な時期であることをも意味している。それは、幼児が人間的本性を保ちつつ、様々な環境とのかかわりの中で、自己形成していくことを指摘している。換言すれば、幼児が、いろいろな環境の中での経験や諸活動を通じて、多くのことを学びつつ、社会での適応能力を身につけていくという時期なのである。

　したがって、幼児期は、生涯にわたる諸能力を習得するための始点であり、生活力の基礎は、この時期に養われるといえる。ただし、幼児期には幼児期の特性があり、幼児期にふさわしい生活をすることが、将来、児童や青年になっていくための、かけがえのない大切な土台づくりとなる。こうした観点からみると、幼児期は、その後に到来するすべての時期の「発達の基礎」となる時期であることと、幼児期の特性として「発育・発達の速度が速い」ことを認識しておかねばならない。

　発育・発達の速さ[1]については、形態の発育や運動発達の様相をみれば、よくわかる。たとえば、出生時の平均身長は約50cm前後で、それが歩行可能な1歳になると約1.5倍に、4歳では約2倍にも発育する。一方、出生時の平均体重は約3,200gであるが、生後3か月で約2倍、1歳を過ぎる頃には約3倍に、2歳で約4倍、そして、4歳では約5倍前後になる。

　また、運動発達[2]では、1歳頃までは「反射的運動の段階」であったものが、2歳頃までには、座る・立つ・這う・歩く・握る・離す等、その後に身につけていく運動技能の基礎となる「初歩的な運動能力の段階」となり、さらに7歳頃までには、走る・跳ぶ・投げる等、環境に応じた動作が可能となる「基本的運動技能の段階」へと変化していく。

そして、3つ目の特性は、幼児期の「心の働きは、未分化である」点である。これは、将来にわたって分かれていくものが、まだ分かれていないということであり、混然となっている状態の時期であることを意味する。たとえば、自他の未分化、主観と客観の未分化のために、他者の立場に立って物事を考えることのできない自己中心性や、外界の事物や事象に客観的な性格を与えず、知覚に対して感情を介入させ、主観的に知覚する相貌的知覚[3]がそれに該当するであろう。つまり、幼児期の子どもは、感情や情緒といった心の働きが混然となっており、両者の関係が分化していないのである。

したがって、幼児の健康づくりのためには、幼児の発達するそれぞれの方向を把握して、保健や運動、生活の面からの発達特性に応じた対応を考慮していく必要がある。

(2) 心の発達

発達期にある幼児は、心身の変化が激しく、日々成長している。この期に経験したことや見聞きしたことは、すべて、将来の人生にとって非常に大きな意味をもっており、心の発達や性格形成に深く関わっていく。マスコミや専門学会などで報告された「子ども虐待」[4][5]にしても、親自身が幼児期に受けた虐待が原因となっている場合が多く、自分が虐待されたという過去の体験が歪んで表れているケースが大半である。また、自分自身があまりにも厳しく育てられたり、攻撃性や支配性の強い保護者に押さえつけられていた場合にも、無意識のうちに子どもに対して厳し過ぎるケースが多い。

つまり、生まれてからの生活の場すべてが教育の場であり、乳幼児期の経験や学習内容は、心やからだ、さらには、ライフスタイルの形成にまでも、切実に影響を及ぼし、おそらく人生の中でも最も大切な時期であるといえよう。

それだけに、子どもの成長の担い手になる大人のかかわり方が大切で、慎重でなければならない。

ここで、運動会での一事例を紹介[6]しておきたい。

運動会でいちばん人気のある種目は、競走をする種目で、とくにかけっこである。親は、一生懸命応援し、必死である。4歳児のかけっこで、ある女の子がゴール寸前で立ち止まり、いちばん後ろから走ってくる仲良しのお友だちを待って、いっしょに手をつないでゴールした。子どもらしいと思ったが、親はこの子の行動に対して不満で、「せっかく一番だったのに、なぜ、そのままゴールしないの！」と詰め寄った。この子は、勝つことの価値感や競争心が未熟であっただけでなく、日常保育の中では、「お友だちと仲良くね」という指導をいつも受けていたため、そういう行動が生じたのだろう。

　遊具の順番待ちや昼食の前の手洗いのときは、「順番を守って、みんな仲良く押さないで」という指導がなされるが、こういった運動会でのかけっこでは、同じ対象に対して、「とにかく、お友だちよりもはやく！　あなたが一番になるようにがんばって」という働きかけをされると、年少であればあるほど、いつ一番になり、いつ仲よくしたらよいのか、困惑するのは当然のことである。

　つまり、大人は、競争的なものを好む傾向があるが、今一度、子どもの発達の実態に合った働きかけや期待、種目の選択が検討されなければならないであろう。

(3) 身体発育・運動機能の発達

　出生後の身体発達[7]（図1-2-1）には、一定の順序と方向があり、一般的原則[8]がある。すなわち、首がすわってからおすわりができ、歩行が始まるように、「頭部から下部へ」「からだの中心部より末梢部へ」という順序と方向である（図1-2-2）。出生直後は頭部が大きく、体形も3～4頭身であるが、徐々に脚部が発達していき、成人では7～8頭身になっていく（図1-2-3）。これは、運動機能の発達にもあてはまる。すなわち、手の運動でいうと、腕伸ばしからつかむことができ、次につまむことができるというように、粗大運動から微細運動へと発達する。

　運動機能の発達は、これらの方向性をもって、全体的なものから、目的に合った部分的な動きへと合目的に進んでいく。そして、発達は連続的である。また、神経系の成熟と密接な関連をもって進む。よって、神経系統がその段階に達しないのに、生後5か月で歩行の練習をさせても無意味であろう。

第2章 子どもの心身の発達と心の健康　13

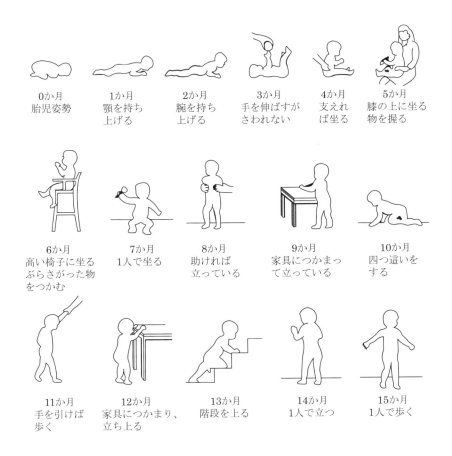

図1-2-1　乳幼児の移動運動の発達〔Shirley〕
〔高橋ひとみ（前橋　明 監修）：子どもの健康科学，明研図書，p.45, 2000〕

　なお、新生児期にみられる原始反射（図1-2-4）は、それに対応した随意運動が得られる以前に消えてしまう[9]。高次の神経中枢が成熟すると、下位の中枢の反射はみられなくなるが、形を変えて次の発達に利用されていくのである。
　さて、以下に、幼児の身体的発育の特徴を知らずに行われた3歳児への鉄棒

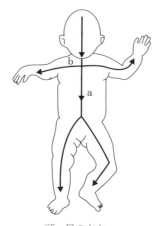

a 頭-尾の方向
b 中心-末梢の方向

図1-2-2 成長発達の方向性
〔高橋ひとみ(前橋 明 監修):子どもの健康科学,明研図書,p.27,2000〕

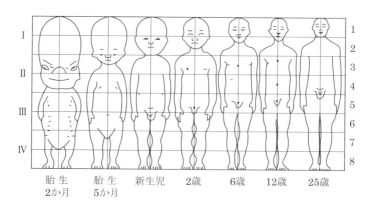

図1-2-3 身体各部の均衡図〔stratz〕
〔高橋ひとみ(前橋 明 監修):子どもの健康科学,明研図書,p.32,2000〕

第2章　子どもの心身の発達と心の健康　15

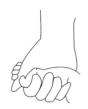

把握反射
手のひらに物が触れると強く握りしめる。
それを取ろうとすると、ますます強く握る。

足底反射
足底をかかとから外側に沿って強くこすると、足の親指が背屈する。

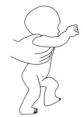

自動歩行反射
脇の下を支えて身体を前傾させると、足を交互に発進させ、歩行するような動きをする。

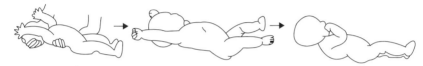

モロー反射
仰向けに寝かせて、後頭部を手のひらで支えて床面から2〜3cm上げて、その手を急にはなす。上肢を伸展させ外転し、身体の前にあるものを抱きしめるように内転する。

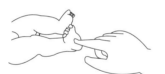

交差性伸展反射
片方の足の裏を指で強く圧迫すると、もう片方の足を内転屈曲し、その後、圧迫した足にそって伸展する。

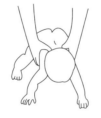

パラシュート反射
乳児の脇を両手で支えて宙に立位をとらせると、両足をバタバタ動かす。

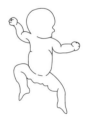

筋緊張性頸反射
仰向けに寝ているとき、しばしば顔を向いている方の手足を伸ばし、反対側の手足を曲げている。

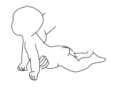

ガラント反射
乳児の胸腹部を手で支えて宙で腹位をとらせると、首を持ち上げ脊柱を背屈させ、下肢を伸展させる。

図1−2−4　原始反射
〔高橋ひとみ（前橋　明 監修）：子どもの健康科学, 明研図書, p.43, 2000〕

指導の一事例[10]を紹介しておく。

　　　鉄棒のバーにおなかをつけてバランスをとる指導の際、幼児が胸の少し下（おへその上）あたりでバーを抱きかかえてバランスをとっている様子を見て、ある先生が「しっかり手を伸ばしなさい」と言ったとたん、バランスをくずして鉄棒から落ちて頭を打ったことがあった。その先生は、大人がするように両腕を伸ばして、おへその下の下腹部あたりをバーに当てさせ、バランスをとらせたかったのだろう。
　　　しかし、3歳の幼児というものは、その身体特徴からして、頭でっかちで、からだのバランスをとろうと思うと、やはり、おへその上ぐらいを鉄棒のバーに当ててバランスをとるのが普通である。もちろん、鉄棒運動に慣れてくれば、次第に期待通りにできるようになるが、3歳で、しかも初心の段階には、少々無理であった。

（4）健康のためのあそびと運動

　実際、子どもたちは遊びながら、「身体運動の領域」「認知的な領域」「情緒・社会性の領域」といった人間の発達諸側面を相互に関連させながら発達して、より良い健康状態を獲得していく。

　したがって、子どもにとっての「あそび」や「運動体験」の重要性を、私たち大人自身が問い直さなければならない時期にきているのではないかと考える。

　しかし、配慮しなければならないことは、幼児の発達レベルに合ったあそびを実践することである。ごっこ性[11]に富んでいる幼児が、あまりにも早い時期から大人のように秩序だったゲームやスポーツをしすぎたり、規則やルールに過度にしばられた環境の中で生活したりしていると、そのときのつけは、後に、より大きなものとなって表出するかもしれない。

2．幼児の精神発達特性

(1) 知　覚

　見たり聴いたりする能力は、生後間もない時期にほとんど完成される。視覚では、ファンツ（Fantz, R. L.）が乳児の弁別能力をみるために、6種類の円板を1枚ずつ一定時間呈示し、注視する時間の長さを調べた[12]。その結果、無地の3色の円板や印刷文字よりも、同心円や人の顔の円板のように、複雑な図柄に注視する時間が長かった（図1－2－5）。

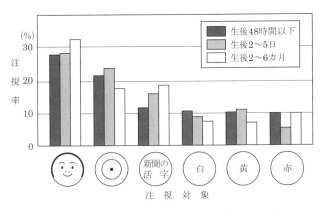

図1－2－5　図形に対する乳児の好み〔Fantz,1961〕

　また、ギブソンとウォーク（Gibson, E. J. & Walk R. D.）は、乳幼児の奥行きの知覚を調べるために、視覚的断崖（visual cliff）と呼ばれる実験を行った[13]。台の半分が板張りで、もう半分はガラス板で台の下が透けて見えるもので、板とガラス板の下の床面は同じ模様である。実験は、6か月以上の母親に片側から呼んでもらい、乳幼児の反応を観察するものであった（図1－2－6）。

　実験の結果、板張りの部分はハイハイして進むことができるが、ガラス板の手前で止まったり、泣き出したりした。これは、奥行きと深さを知覚していることを示している。さらに、1か月児が視覚的断崖のガラス板の上に乗せられたときの心拍数の変化を調べると変化はなかったが、2か月児には心拍数に変

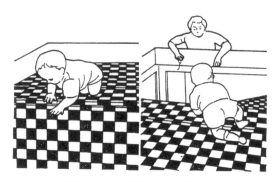

図1－2－6　乳児の奥行知覚の実験
〔Gibson & Walk, 1960〕

化がみられ、生後2か月頃から、奥行き視覚の発達が始まっているといえる[14]。

乳児の聴覚は、機能的には十分発達している。母親の体内でよく聞いていた母親の心臓や鼓動音を泣いている新生児に聴かせると、泣き止んだり眠ったりする。このように、視覚・聴覚といった知覚能力は、早くから機能している。

知覚は、感覚器官を通して、眼前の外界の事物や出来事、自分の状態を知ることであるが、幼児の知覚は、成人のように完成した知覚をもっていない。未分化ゆえに、幼児独特の特徴が生じる[15]。

幼児の直接的で、具体的体験の中で、対象が知覚されると、倒れている椅子を「寝ている」と言ったり、割れたビンを見て「痛かったね、かわいそうに」と表現したりする。つまり、幼児は、物事を客観的にとらえることができず、自分の感じを加えて感情的・主観的にとらえる見方をするのである（相貌的（そうぼう）知覚：Werner,H., 1948）。

また、ピアジェ（Piaget, J.）は、幼児期の自己中心的な発話を指摘している。生物と無生物とを区別することのできない幼児独特の心性があり、すべての事物は、自分と同じように生きており、感じ、考え、話すと考えている（アニミズム）。そして、アニメのヒーローは存在すると思い、夢と現実の区別がつかないように、幼児は心の中で考えたことや思ったこと、夢の中に出てきたことは、具体的に存在するという心性をもつ（実念論）。さらに、世の中に存在する物

は、人間の作ったものであり、また、作れるものと考える心性もある（人工論）。

　これらの発話は、様々な具体的な体験をし、科学的な思考が可能となることによって、徐々に消えていく。

（2）記　　憶
　記憶とは、見たり、聞いたり、感じたりしたことを、一定の期間、覚えておく心の働きであり、記銘（ものを覚える）と保持（覚えたものを長くもち続ける）、想起（必要なときに思い出したり、前に経験したことがあると感じたりする）の3つの働きからなる。
　生後6か月未満では、目の前にある哺乳瓶を急に隠しても探そうとする様子はみられないが、6〜7か月頃から哺乳瓶を探そうとする行動がみられるようになる。また、この頃に見慣れない人がいると、急に顔をそむけたり、泣き出したりしてしまう「人見知り」が始まる[16]。
　幼児の記憶は、機械的であり、強い感情を伴うものや、要求や興味のあるものに限られる特性がある。そして、具体的である。

（3）言　　語
　出生直後、新生児は自分の力で空気を吸って吐き出す呼吸運動から、「産声（うぶごえ）」と呼ばれる発声をする。そして、しばらくは言葉ではなく、「泣き声」により「不快」な状況を示す。また、1・2か月頃には、状況によってその泣き声にも、高さや長さ等の変化がみられる。この時期に、タイミングよく、その欲求に養育者が応えていくことが大切である。また、そのときには、「おなかがすいたの？　ミルクをつくるから待っててね」「おむつが濡れたの？　きれいにしようね」等、言葉にして言うことが大切である。
　2か月を過ぎると、「喃語（なんご）」が聞かれるようになる。乳児が心地よい状態のときに発せられる。このときも、この喃語に養育者が答えていくことにより、次第に乳児が意図的にコミュニケーションの手段として発声するようになってくる。
　5か月頃になると、それを繰り返す「反復喃語」が聞かれる。「喃語」は、乳

児が様々に調整して発声をし、それを自分で聞くことでさらに変化した発声を反復して出すものである。これらの行為は、後の言葉を発するときの練習にもなっている。また、周囲の反応があることにより、様々な変化をもたせた発声をして、注目してもらって相手をしてもらい、それが先の言葉のやりとりの練習ともなっていく。

このように、言葉のやりとりはまだであるが、乳児の笑顔や発声、動きに対し、その都度、あたたかく受けとめることが、乳児からの発声や働きかけをより積極的にさせ、言葉の獲得や社会性の発達を促す上で大切なのである。

7か月頃からは、名前を呼ばれると、反応（返事）をするようになり、言語を用いて物事が理解できるようになる。また、言葉は、本来、思っていることや感じたこと、要求したいこと等を他者に伝えるコミュニケーション機能をもっているが、幼児は、自己の視点からのみ外界をとらえ、対象を自己と同化する傾向が強いので、自己中心的な言葉が多く用いられる。

8・9か月頃から、周囲の大人の声に似た発声をしようとしたり、動作をまねたりしようとする。「おはよう」「ありがとう」という言葉に反応して、軽くおじぎをしたり、「バイバイ」という言葉に手を振ったりするようになる。この頃から1歳半前後頃までに、ある物や状況を示す音声を発するようになり、その発声がその場の物や状況を指し示すことができるようになったとき、その最初の言葉を「初語」という。さらに、この頃から発せられる単語は、一語で有意味、多義、要求、呼びかけ、感情表現などがからんだいろいろな文章の働きをするため、「一語文」と呼ばれる。

また、特徴的なこととして、「幼児語」と「幼児音」がある。幼児語は、育児をする際に子どもが聞き取りやすく、また、発声しやすいように大人が作った言語である。幼児音は、幼児特有の発音で、省略（音の省略）、転置（音の位置の入れ替わり）、移行（五十音の行のずれ）、添加（音の付け加え）、乱れ音（転置と移行）、融合（2つの言葉を1つにする）がみられる。これらは、まだ正確に周囲で話されている言葉を聞き取れていない場合や聴覚に問題がある場合もある。また、構音器官が未成熟のために正しい発音ができないことが原因となっている。

10か月を過ぎると、指さし行動もみられるようになってくる。これは、「自分」と「指さすもの」と「伝えたい相手」という三項関係が理解できると現れる。

　1歳6か月前後には、「二語文」が出現する。このとき、「これ」「あっち」等の指示語を使用した「コレ　チョウダイ」「アッチ　イク」等の二語文もみられ、1歳8・9か月には「三語文」も聞かれるようになってくる。そして、「三語文」「四語文」と増え、これらは「多語文」と呼ばれ、この頃を「多語文期」と呼ぶ。また、幼児の身のまわりの物や事象に興味をもち、「コレハ　ナニ？」「ダレノ　○○？」等、さかんに質問をするようになるため、「質問期」とも呼ばれている。すでに知っているものでも、指さしをしながら大人に質問することが多いため、大人との言葉のやりとりを楽しんでいる面もある。

　語彙の発達として、使用語数は、2歳で約300語、3歳が950語前後、4歳頃で約1,600語、5歳で約2,000語に達する。2～3歳の頃に急激に語彙が増加するのは、歩行が可能となったことによって行動範囲が広がり、新しい経験をする中で語彙が増えるものと考えられる。

　さらに、「あるものを、それとは違うもので代表させる働き」である象徴機能が形成されることにもよる。これは、子どもの中に、ある対象物の表象が形成され、それをも象徴する別のもので表現することである。たとえば、四角いブロックを車にみたて、ブロックを持って前後に動かして遊ぶ行為である。実際に、そこには車はないが、四角のブロックでそれとは異なる車をイメージして表現したり、「車」についての表象を表現するために、「クルマ」という音声を表示できることを理解しはじめ、音声を表現の手段として使うようになるため、語彙が増加する。

　3歳頃には、「模倣期」と呼ばれるほど、大人の言葉やしぐさをさかんに模倣する。好きなキャラクターのセリフや動きを真似て、そのものになりきって遊んだり、家で見聞きしたことを真似して見せたりできるようになる。このように、しぐさや言葉で表現し、日常生活の中での会話に不自由しないようになっていく。

　このとき、語彙の増加や言葉使用が活発になることから、大人の言葉の模倣

だけでなく、自分で工夫して新しい言葉をつくって表現することにより、使い方の間違いも聞かれるようになる。たとえば、形容詞に所有を表す格助詞をつけ、「赤い車」を「アカイ　ノ　クルマ」と言ったり、否定する場合には語尾に「ナイ」をつけ、「スキクナイ」「キレイクナイ」と表現する。

　また、「シンブン　モッテクル」「〜オソトイッテクル」というような、これからしようとすることを、自分で言葉を発することによって行動を起こすことができるようになる。しかし、「ココデ　マッテル」や「モウ　シナイ」等、自分の行動を保留・抑止・禁止することは、自分から発言したことでも、その通りに行動することは難しい。

　4歳から6歳の頃には、人の話や語の意味を理解することも進み、言葉を使った生活が定着する。また、文字にも興味を示し、ひらがなの読み書きをしはじめるようになる。

　言葉の発達は、環境や視聴覚や構音器官の発達や生活経験などから、個人差が大きいので、発達に問題がない場合は、言葉を無理に教え込むよりも、様々な実体験を通して、人とのかかわりをもたせながら、話したり聞いたりする経験を増やしていくことが望まれる[17]。

(4) 思　考

　思考の発達は、ピアジェによる分類では、0〜2歳頃までを思考の前段階として、「感覚運動的思考段階」と示されている。感覚器と運動能力との協応により、まわりの環境やものに接触したり動かしたりすることで認知したり、行動したりしていく。

①　段階1（反射の時期、0〜1か月）
　新生児が生まれつきもっている反射による段階。
②　段階2（一次循環反応の時期、1〜4か月）
　くり返し自分の手や指をなめたり、手を開いたり握ったり、首を振ったり等、自分の感覚と運動をくり返してものを知ろうとする段階。
③　段階3（二次循環反応の時期、一次的シェーマの段階、4〜8か月）
　自分のからだだけでなく、ものを取り入れて行動する。目的をもった行動

をくり返す段階。物を試して知ろうとする。
④　段階4（物の成立、二次的シェーマの時期、8か月～1年）
　偶然の発見ではなく、今まで獲得したシェーマ（一般的な行動様式）を使って、新たな行動をするようになってくる。乳児の目の前でものを布の下に隠しても、すぐに払い除けて、ものを見つけることができる。

　10か月頃からは、まわりのものに対して、手当たり次第に、いろいろなことを満足するまで行動し続ける試行錯誤の時期である。そして、1歳半から2歳頃までに、その場の状況を見て自分なりに見きわめて行動する様子が見られるようになり、洞察の段階になる[18]。

　2歳頃になってくると、人に対して話しかけるだけではなく、「独り言」や聞きなれた「歌や絵本の言葉」が聞かれるようになる。ピアジェは、これを「自己中心的言語」としている。誰かに対しての発言ではなく、幼児の考えていることが音声となって出現しているものである。これは、次第に音声を伴わない思考へと移行していく[19]。

　幼児の思考は、物事のとらえ方が感覚的で自己中心的であり、物事を全体として把握できても、部分としては理解できない特徴[15]がある。たとえば、ものの考え方が用途によって定義され、車は乗るもので、ボールペンは字を書くものとし、意識化の困難さがある。また、自分の父親が、他の子どもからみれば、おじちゃんであることがわからないという、ものの相互関係がうまく理解できなかったり、ものを総合して全体としてみたりすることも困難である。

（5）情　緒

　情緒とは、特定の刺激によって起きる怒りや喜び、悲しみ等の比較的強い一過性の感情をいうが、幼児の情緒[15]は、急激に出現して、比較的すぐにおさまり、変わりやすい。しかも、情緒的な反応を表す頻度が多く、些細なことでも情緒を表出する特徴がある。ところが、各人の学習と環境の相違、性格的な異なりから、様々な反応を示すようになる。

　ブリッジェス（Bridges, K. M. B.）は、情緒が年齢の進行とともに分化する[20]ことを示している（図1-2-7）。新生児は、一般的興奮だけであるが、生後

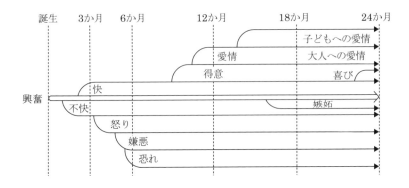

図1－2－7　幼児期の情緒の分化
〔Bridges, 1932〕

　3週間すると不快の情緒が分化する。空腹やおむつが濡れたこと、痛みによる不快を示す。そして、2か月をすぎると、快の情緒も分化する。4、5か月頃より不快から怒りが観察され、6か月までに嫌悪や恐れが分化し、12〜18か月には嫉妬が現れる。9か月を過ぎると、快からは得意と愛情が分化し、20〜21か月頃に喜びが現れる。

3．幼児の心の健康

　幼児期における心の健康を考えるにあたって、これまで幼児の心身の発達の様相と精神的発達の特性を概観してきたが、そこには、精神発達を基盤にして身体的発達や運動発達、社会性の発達、そして、幼児を取り巻く文化や環境などが、それぞれ相互に深く関係していることを忘れてはならない。
　とくに、近年、顕著となっている子どもたちの心の問題、発展した文化や社会などの恵まれた環境と子どもを取り巻く大人からの影響が大きいといえる。

（1）近年の子どもの抱える心の問題

　保護者の中には、子育てに金はかけるが、自らの手や時間はあまりかけない人や、子どもの生活よりも大人にとって楽しい方を優先する人、自分の権利ばかりを主張する人が増えてきた。そして、「いい子で勉強するんだよ」と言って、わが子を人に任せ、高価なごほうびを与えている保護者もみられる。子どもの方も、何でも簡単に買ってもらえることで非常にわがままになったり、ちょっとした不便をがまんできなくなってきている。

　図書館や病院、電車の中で大声でふざけている子どもがいても、保護者はもちろん、まわりの誰も注意しない。電車に乗って、靴のまま座席の上に立っていても、注意もしない保護者もいる。このような社会のルールを今教えないで、いつ教えるのだろうか。これらの子どもたちが、社会のルールを知る機会がなければ、常識のない人間として育っていくであろう。

　物を壊しても、「壊しました」ではなく、「壊れた」と言う子どもたち。悪いのは自分でなく、物が勝手に壊れた。乱暴に扱った自分が悪いのではなく、物の方が頑丈にできていないからだと思っているのか、注意しても、「何で自分が？」と不思議がる。

　このような子どもたちの保護者の育児姿勢をみると、自分の権利を求めて、親としての義務を果たせていない実態もみられる。とくに、子どもの生活習慣を見直してみると、からだの問題だけでなく、心の問題発生の原因がよくわかる。乳幼児の生活習慣には、保護者自身の生活や育児の姿勢が表れているからである。つまり、「子は親の鏡」ということであろうか。

（2）心の健康を願っての提案

　幼児の心の健康を願って、育児・保育・教育上、留意すべき事項を、以下に提案しておく。

① 幼児期から、小さくとも家事の一端を担わせ、責任感や自立心を育てたい。自分の行いには、責任があることに気づかせ、そのためには、後片づけや家事・手伝い（おつかい）をさせたり、異年齢集団でのあそびや地域の活動を体験させることが有効である。

② 朝の「おはよう」の挨拶や何かをもらったり、してもらったら「ありがとう」の感謝の気持ちを言う等、礼儀を身につけさせたい。そして、悪いことは悪いとしっかりしつける。今の子どもたちは、きちんと叱られる経験に欠けているので、他人から叱られて必要以上に傷ついたり、逆上してしまう。してはいけないことや間違った行いは、幼児期からしっかりと正すことと、他人の子に対しても、必要なことは勇気をもってきちんと教えていくことが大切である。

③ 無制限にテレビやゲームに浸からせないようにしたい。とくに、暴力や性に関するテレビやビデオ視聴に、大人は正しい関与をし、しっかりした善悪の判断をもたせることが大切である。また、物の買い与えすぎは、幼児の心をゆがめる。がまんを覚えさせることも大切にしていきたい。

④ やる気や自信をもたせるためには、子どもの良いところをほめて伸ばす。意欲の面においても、禁止することが多くなりすぎると、子どもの活動力をどこかで止めることになり、感動する目の輝きをもてない子どもになっていく。よって、子どもが考える前に、すぐ介入するような過干渉はやめる。

⑤ 思いやりのある子を願うならば、日頃から祖父母を大切にする親の姿を見せたり、身のまわりの生き物とのふれあいを通して、命の大切さを実感させることが必要である。さらに、保護者とともに経験した楽しい思い出を、幼児期にたくさんつくってあげてほしい。

⑥ 家庭内の年中行事や催し事を大切にし、家族のふれあいの機会をしっかり設けていく。なお、日常の食事や通園、入浴などのささやかな家族の交流ができる時間は、是非とも有効に利用したい。

⑦ 心身ともに元気な子を育てるためには、子ども同士のあそびや戸外での運動、自然を利用してのあそびを積極的に実践できるようにしてもらいたい。

【文　献】

1) 谷本月子（前橋　明編）：健康，明研図書，pp.42-55，1996.
2) 前橋　明：乳幼児の運動発達，明研図書，1998.
3) 鍛治則世（前橋　明編）：幼児の健康と体育，明研図書，p.18，1994.
4) 柳澤正義：子ども虐待　その発見と初期対応，母子保健事業団，1998.
5) 小林美智子：被虐待時症候群，小児保健研究55（2），pp.160-165，1996.
6) 前橋　明：今，子どもが危ない！21世紀を担う子どもの健康と生活－これだけはわかってほしい大人への提言－，明研図書，p.38，1998.
7) 高橋ひとみ（前橋　明 監修）：子どもの健康科学，明研図書，p.27，2000.
8) 谷本月子（前橋　明 編）：健康，明研図書，pp.60-61，1996.
9) 東山明子（前橋　明 監修）：健康科学，明研図書，pp.60-61，1998.
10) 前橋　明：幼児の体育，明研図書，pp.18-19，1988.
11) 前橋　明：今，子どもが危ない！ 21世紀を担う子どもの健康と生活－これだけはわかってほしい大人への提言－，明研図書，pp.24-26，1998.
12) 石井澄夫・松田淳之介：発達心理学，ミルネヴァ書房，p.79，1990.
13) 岩川　淳・堀内英雄・杉村章吾：子どもの発達心理，昭和堂，pp.44-45，1984.
14) Campos,J.,Langer,A. & Krowitz,A., Cardic responses on the visual cliff in prelocomotorinfants. Science, p.170, pp.196-197, 1970.
15) 前橋　明（宇土正彦監修）：幼児の健康と運動遊び，保育出版，pp.4-5，1999.
16) 岩川　淳・堀内英雄・杉村章吾：子どもの発達心理，昭和堂，p.45，1984.
17) 金村美千子（編著）：乳幼児の言葉，同文書院，pp.48-49，2000.
18) 岩川　淳・堀内英雄・杉村章吾：子どもの発達心理，昭和堂，pp.48-49，1984.
19) 金村美千子（編著）：乳幼児の言葉，同文書院，p.45，2000.
20) 石井澄夫・松田淳之介：発達心理学，ミルネヴァ書房，p.127，1990.

【参考文献】

前橋　明：保育における運動と健康－保育研究の立場から－，日本体育学会第47回大会シンポジウム，1996.

稲葉　裕・高橋華王：保健衛生とフィットネス，篠原書店，1993.

前橋　明：親と子のふれあい体操，明研図書，1992.

前橋　明（研究代表者）・中永征太郎・石井浩子・渋谷由美子（研究分担者）：「幼児のからだの異変とその対策」育児支援・生活指導マニュアル　平成16年度科学研究費補助金基盤研究（c）（1）　課題番号：15500531

第3章
子どものからだの発達

1. からだの発育・発達

(1) 発育の一般的経過

　ヒトの成長は、時間の経過にともなって起こる成熟への過程である。成長は、組織や器官の大きさや形が変化し、形態が量的に増大する「発育」と、それぞれの機能の巧みさや複雑さが増し、質的に向上していく「発達」に分けて考えることができる。発育はある時期に完了するが、発達は一生涯続くものである。子どもは、時期によって以下のように呼ばれる。

　胎芽期：妊娠2か月（8週）まで
　胎児期：妊娠3か月（9週）から10か月（40週）まで
　新生児期：生後1か月まで（4週）（とくに1週を早期新生児期）
　乳児期：生後1年未満（新生児期を含めることもある）
　幼児期：生後1年から6年未満

　発育は、胎内の9か月間と生後20数年間にわたる生物学的な活動といえる。とくに出生からの1年間は成長がめざましく、身長は1.5倍、体重は3倍に発育する。しかし、胎内においては胎芽期の終わりから出生までの7か月間に、身長は約7倍、体重は約160倍の発育を遂げている。乳児期は一生の内で発育速度が最も速いが、出生を境に胎児期の発育速度が減速していくとも解釈できる。思春期には再び加速し、発育が完了する時期に向かって減速する。

　発育の経過は連続的ではあるが、頭部から脚部へ（上から下へ）、体幹から上肢へ、下肢の末端へ（中心から末梢へ）、一般から特殊へと、ある一定の順序がある。発育の速度は、からだの部分や組織、時期によって差異があり、個人差

も大きい。さらに各自の発育が終了する時期も、その時点での大きさもまちまちであり、すべての子どもが暦年齢に応じた同じ経過をたどるわけではない。しかし、身体測定値はその時々の子どもの発育やからだのバランス、および、健康状態を知る手がかりとなる。さらに継続して測ることで、一人ひとりの成長の道筋を知ることができる。

胎芽期後期にはすでに内臓諸器官が形成されており、胎盤を通して循環、呼吸、消化、排泄の諸機能が働き始めている。さらに、胎児期には器官の機能分化の基礎がつくられ、人間としての形態が整えられてくる。また、器官の発育や生理機能の発達には、決定的に重要な影響を与える時期があり、その時期に正常な発育発達が妨げられると、回復不可能な欠陥や障害を残すことがある。ゆえに妊娠中および出産後の母胎の健康管理は、子どもの発育・発達の基盤を形成するため、とくに重要であるといえる。

成長に影響を及ぼすものとして、遺伝と環境の2つの要因が考えられる。子どもは両親の遺伝子や体質を受け継ぐため、身長のように、基本的には遺伝で規定されるものも多い。しかし、環境も成長に複雑な影響を与える。まず、自然環境として、季節、気温、湿度、日照時間などが、人為的な環境として、栄養状態（不良や過多）や運動体験、生活リズム、疾病の有無、家庭事情、社会経済的な状況などがあげられる。子どもは、本来、成長する力をもっており、何らかの事情で発育が妨げられたとしても、その要因が取り除かれたときには、本来の発育曲線にもどろうとする追いつき発育がみられる。大人は、子どもの各時期の特徴を把握し、その成長する力を後押しすることが必要である。

乳幼児の身体的発育を知るには、身長・体重・頭囲・胸囲が指標となる。厚生労働省では、10年に1回発育曲線を発表し、母子健康手帳に掲載している。図1-3-1に2010（平成22）年のデータを示す。これは横断的データをパーセンタイル表示している。身長の3パーセンタイル値とは、調査集団100人の背の順で前から3番目の子どもの身長である。子どもの測定値をグラフにプロットすることにより、集団内の位置を知ることができる。さらに月齢を追って測定する縦断的データでは、一人ひとりの発育の経過がわかる。

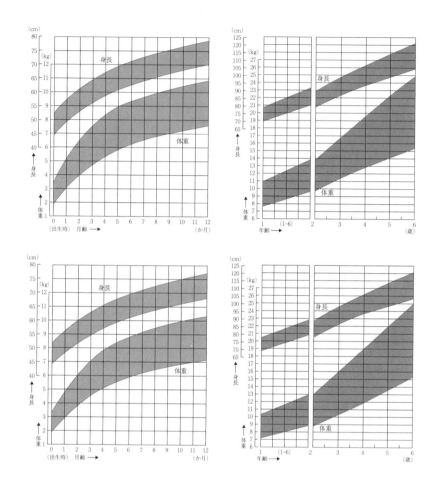

図1－3－1　乳幼児身体発達曲線

1）　身長・体重

　身長は、床から頭蓋の頂点までの直線距離であり、測定の際には身長計の尺柱に背・臀・踵が着くようにし、耳眼水平面を保つ。2歳までは、仰臥位で測定する。身長は朝高く、夜低くなるという日内変動がある。これは、日中の活動中に重力の影響を受け、脊椎間の線維性軟骨である椎間板が圧縮されるため

である。そのため、測定は毎回決まった時刻に行うことが望ましい。

　出生時の平均身長は、男子48.7cm、女子48.3cmである（厚生労働省「平成22年乳幼児身体発育調査」）。1歳では約1.5倍（男子74.9cm、女子73.3m）、4歳では約2倍（男子102.0cm、女子100.9cm）、12歳では約3倍（男子152.6cm、女子151.8cm）（文部科学省「平成27年度学校保健統計調査」）となる。

　体重は、からだの総重量で、栄養状態や疾病の有無を反映する。体重には、起床時排尿後が軽いという日内変動があるので、身長と同様に測定時刻は一定にする。

　出生時の平均体重は、男子2.98kg、女子2.91kgである。出生時に2.5kg未満を低体重児と呼ぶが、最近では9.6％とその割合が増えている。体重は、出生後3～4日ごろまでに5～10％の生理的減少がみられる。これは、胎便や尿の排出、肺や皮膚からの水分の発散、水分摂取や哺乳量が少ないこと等によるが、7～10日で出生時の体重にもどる。以後3か月では約2倍（男子6.63kg、女子6.16kg）、1歳では約3倍（男子9.28kg、女子8.71kg）、2歳では約4倍（男子12.03kg、女子11.39kg）、男子は3歳半で約5倍（15.06kg）、5歳で約6倍（17.88kg）、女子は4歳で約5倍（15.65kg）、5歳半で約6倍（18.64kg）となる。

2）　頭囲・胸囲

　出生後は、まず自力で生命を維持するために必要な組織や器官から発育する。第一に中枢神経組織、第二に内蔵諸器官である。頭囲は、神経系の容器である脳を保護する頭蓋の発育を、胸囲は心臓や肺を保護する胸郭の発育を表す。

　出生時の平均頭囲は、男子で33.5cm、女子で33.1cmである。1歳では男子46.2cm、女子45.1cm、6歳では男子51.6cm、女子で50.9cmとなる。測定は、前頭結節、後頭結節を通るようにする。

　出生時の平均胸囲は、男子で31.6cm、女子で31.5cm、1歳で男子46.1cm、女子で44.8cm、6歳では男子56.9cm、女子55.5cmとなる。測定は、呼気時に肩甲骨下部を通るようにする。肋骨は、初めは水平になっているが、次第に斜め下に下がった形になり、胸郭が広がる。そのため、2か月頃から胸囲が頭囲より大きくなってくる。

（2）体型・体格
1）体型指数

身長と体重で得られる体型指数には、カウプ（Kaup）指数やローレル（Raurel）指数などがあり、以下の計算式で得られる。年齢による数値の変化は、図1－3－2のようになる。

$$カウプ指数 = \frac{体重（g）}{（身長（cm））^2} \times 10$$

3か月以降6歳くらいまでの乳幼児の発育を評価する方法として用いられている。発育状態「普通」は、乳児（3か月以後）では16～18、満1歳で15.5～17.5、満1歳6か月で15～17、満2歳で15～16.5、満3歳、4歳、5歳で14.5～16.5である。生後1～2年は、活動・発育エネルギーに脂肪細胞が必要であり、この時期には丸みを帯びた体型となっている。幼児期になると、体重の増加に比べ身長の伸びが顕著となり、細長型の体型へと変わっていく。7歳頃から思春期前までは、ローレル指数を用いる。これは、160以上を肥満としている。

$$ローレル指数 = \frac{体重（g）}{（身長（cm））^3} \times 10000$$

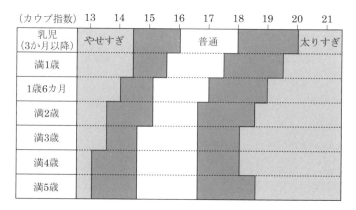

図1－3－2　カウプ指数による発育状況の判定〔今村，2002〕

子どものからだつきは千差万別で、平均値、パーセンタイル値や指数のみからは判断できない面もあるが、成長、健康状態の情報を得る1つの手段として、測定値を捉えることが必要である。

2) 身体各部位の割合

からだのつりあいの変化をみていくと、胎児期には2頭身、新生児では4頭身、2歳では5頭身、6歳では6頭身、成人では7～8頭身となる。年齢が低いほど、頭部の割合が大きく、下肢に比べて胴体が大きい。さらに各部分の発育は十分に均衡をとっていないこともあり、重心が高いので転びやすいのが特徴である。

(3) 骨格・歯

1) 骨格

骨には器官を保護する容器としての役割と、ヒトとしての形態を整える支持構造としての役割がある。そして、筋肉とともに運動を可能にする。また、骨髄には体内のカルシウムを99％貯蔵し、造血組織を含んでいる。新生児には約350個の骨があるが、成長にともない癒合して206個となる。癒合の完了は男子で18歳頃、女子では15歳半頃といわれている。骨格がからだに占める割合は、新生児で15％、成人では16～7％ 老人では13～4％と変化していく。

骨は伸長・肥大・密度の増大をくり返すが、再構成の過程は胎児期より始まっている。生後は、運動による骨への刺激、再構成をさらに活性化する。骨の形成には2種類あり、発育が多方面に向かい軟骨を経ない膜性骨化（結合組織性化骨）と、発育が直線的に一方向である軟骨性化骨がある。脳を保護する頭蓋骨は23個からなり、頭頂骨と前頭骨の間に大泉門、後頭骨と頭頂骨の間に小泉門がある。小泉門は3か月までに閉鎖、大泉門は1歳半までに閉鎖する。長管骨では、軟骨が骨幹端に達し形成、吸収されて骨に置き換わる。手根部をはじめ乳幼児には未骨化部があり、化骨数は歳の数と同じように増えていく。よって化骨状態をみることにより、骨年齢が得られる。また、脊柱は32～35個の椎骨からなる。新生児では脊柱の湾曲はみられないが、直立する際にバランスを保って上下方向の衝撃を和らげるため、頸椎、胸椎、腰椎、仙椎の順で湾

曲がみられるようになる。頸部と腰部は前方に、胸部と仙尾部は後方に、それぞれ湾曲してくる。さらに歩行開始にともない、土踏まずも徐々に形成されてくる。

2) 歯

乳歯は、6か月頃までにエナメル質や象牙質がつき始め、6～7か月から生え始める。1歳で上下4本ずつ、2歳を過ぎてから3歳頃までに上下10本ずつの20本が、下の中切歯、上の中切歯、上の側切歯、下の側切歯、犬歯、第一臼歯、第二臼歯の順で生え揃う。6歳頃からは乳歯が抜け始め、第一大臼歯および永久歯が生え始める。しかし、永久歯の基礎は、乳児期にできている。16歳を過ぎる頃には、第三臼歯が生え合計32本となるが、生え始めの時期、生える順番や本数にも個人差がある。

2. 生理機能の発達

生理的データとは、呼吸数、心拍数、血圧、体温などの生理的指標をいう。乳幼児の場合、これらは安静か活発な動きかといった活動状況などで変化する。

(1) 呼吸・循環機能

ヒトは栄養素を燃焼し、その物質代謝によって得られるエネルギーを利用して生命活動を営んでいる。この栄養の燃焼に必要な酸素を肺臓で血液に取り込み、生じた二酸化炭素を血液から受け取り、肺胞を通して排出するガス交換を呼吸という。この基本的な生理作用を、循環器との緊密な相互作用によって調節しているのが呼吸器である。また、循環器は個々の細胞に栄養や酸素を供給し、老廃物を運び去るための特別の経路で、主に血液とリンパ液の循環を行う器官の集まりをいう。

肺は、新生児で60gあり、1歳では2倍、6歳では4倍、成人では20倍の大きさとなる。最初は横隔膜の上下動による腹式呼吸だが、胸郭の拡がりととも

に大肋間筋が収縮し、肺の内圧が下がることにより、次第に胸式呼吸へと移行していく。さらに、胸筋も発達することから、肺胞でのガス交換能力が高まる。呼吸数は新生児で40～50回、幼児で20回、成人で16回と少なくなっていく。これは、年齢が低いほど新陳代謝が盛んで多くの酸素が必要であるが、1回の空気量の少なさを呼吸数で補っているためである。

　心臓は、新生児で24gあり、1歳では2倍、6歳では4倍、成人では10倍の大きさとなるが、細胞数は変わらない。心拍数は、新生児では120～140回、幼児では100回、成人では70回と少なくなっていく。これは、心臓容積が小さく、心筋の働きが弱いため、拍出量が少ないことに加えて、血中の酸素飽和度が低いために心拍数を多くして必要な血液を全身に拍出しなければならないからである。血圧は、動脈が比較的広く、動脈壁の弾力性が高いために、最高血圧で60～80mmHg、最低血圧で60mmHgと低い。

（2）消化・排泄機能

　消化器とは、体外から体内へ食物を摂取・消化・吸収し、加工・再合成を行い、不要物を体外へ排泄する器官である。

　哺乳は、生まれながらに備わっている反射現象の1つであるが、4～5か月後には消失する。また、唾液は酸性から中性となり、咀嚼の準備が整っていき、吸うことから噛んで食べることへと移行していく。これには、5か月頃からの離乳食体験や歯の萌出なども影響する。胃は新生児で8gあり、1歳では4倍、6歳では6倍、成人では17倍となる。乳児の胃は、円柱状で食道下部の括約筋が発達していないため、吐乳しやすい。また、容量が小さいため、1回に食べられる量が少ないので、回数で補う必要がある。胃酸は4～5か月から分泌し、ほどなく大人と同じ濃度になる。幼児になると、両手・目・口の協応運動が発達することもあり、自分で食べるようになってきて、栄養補給だけではなく、食事としてのしつけも必要になってくる。胃で消化されたものは、腸でさらに消化吸収されるが、乳児ではタンパク質や脂肪は吸収されにくい。

　直腸に便が、膀胱に尿が一定量たまると反射的に排泄されるが、排便・排尿の機能には大脳が関わっており、自分の意志でコントロールできるのは1歳半

から2歳である。排尿に比べ排便の自立は、比較的早くできるようになる。排泄の完全自立は、大脳のほか、括約筋および膀胱の神経系、横隔膜や腹壁、腹筋などが一連の働きができるようになる3歳後半から4歳である。1回の尿量は、腎機能や排尿調節が未発達で膀胱の容量が少ないため、成人の半分と少なく、回数が多い。乳児では、1日に15～20回、幼児で10回である。とくに、睡眠中は大脳の調節機能が低下し、排尿の抑制がゆるむため、夜尿を起こしやすい。尿量は、水分の摂取量や発汗とも関係している。

(3) 体温調節機能

　基礎代謝量は、からだを構成する組織・器官の活動を維持するために必要なエネルギー消費量である。基礎代謝量を身長や体重当たりでみると、年齢が低いほど代謝量は高く、乳幼児期は成人の2倍で代謝速度も速い。食べものを摂取すると、その消化吸収や代謝、運動などにより、肝臓や筋肉に熱が産生される。からだには恒常性があるので、この熱の産生を放散により一定の幅の中に保とうとする。この調節を行っているのが間脳である。乳幼児は熱産生が高いので、それに放散が追いつかなくなることがあり、成人より体温が高い。一般には朝低く、日中の活動や食事で高くなり、夜低くなるという日内変動がある。また、からだの部位によっても異なるが、おおよそ36.1℃から36.8℃である。からだに占める水分の割合も、成人の60％に比べ、新生児では80％、乳児では70％と高く、体重当たりの水分の必要量も成人の2倍あり、発汗量も多い。体温調節機能は、発汗と放散をくり返すことで発達するため、放散を妨げないように室温や着せ過ぎにはくれぐれも注意し、外気の環境に十分にふれさせることが必要である。

(4) 睡眠機能

　新生児期には、深い睡眠、浅い睡眠、まどろみ、静かな覚醒、活発な覚醒、啼泣状態の6つの意識レベルがあるとされている。新生児は1日のほとんどを占める睡眠の半分が脳波上は覚醒しているレム睡眠であり、哺乳や排泄のために目覚めるような多相性の睡眠型である。1日の睡眠時間は18～20時間であ

る。2〜3か月頃から日常生活の刺激で昼夜の区別がつき始め、昼間4、5時間と夜間10時間となり、睡眠中の成長ホルモンの分泌も始まる。やがて1歳では、午前と午後の2回の昼寝（三相性睡眠）と夜の睡眠を合わせて12〜13時間、3〜4歳では午後1回の昼寝（二相性睡眠）となり、5歳半ば頃には午睡なしの単相性睡眠となっていく。それにつれて、眠りの浅いレム睡眠の割合が減少していき、成人ではレム睡眠は20％程度となる。眠りはじめは、眠りが深く、成長ホルモンの分泌も盛んなので、早めにゆったりとした気持ちで入眠することが望ましい。

【参考文献】
今村榮一：新・育児栄養学，日本小児医事出版社，p.156，2002.
前田如矢・田中喜代次：健康の科学，金芳堂，1999.
Malina．R.M.，高石昌弘・小林寛道（監訳）：事典　発育・成熟・運動，大修館書店，1995.
松浦義行：身体的発育発達論序説，不昧堂出版，2005.
日本小児保健協会：乳幼児身体発育値—平成22年厚生省調査—
文部科学省：平成27年度学校保健統計調査
日本小児保健協会：新版・乳幼児保健指導—平成24年母子健康手帳と平成22年版幼児健康調査から—
上田礼子：生涯人間発達学　改訂第2版，三輪書店，2005.

第4章

基本的生活習慣の形成

1. 基本的生活習慣とは

(1) 基本的生活習慣形成の意義

　健康的な生活を営むためには、規則正しい生活習慣が大切であり、乳幼児期の生活習慣の形成は、生涯にわたっての健康生活の基礎となる重要なものである。

　基本的生活習慣としては、就寝、起床、食事、睡眠、排泄、着衣、清潔（洗顔・歯磨き・手洗い・うがい・爪きり・入浴）などがあげられる。

　これらの生活習慣は、経験の積み重ねにより身につくが、個人差も大きく、一概に何歳になったからできるというものではない。

　幼稚園教育要領「健康」のねらいには、「健康な心とからだを育て、自ら健康で安全な生活をつくり出す力を養う」ことが述べられており、10項目の「内容」うちの3項目が生活習慣の形成や態度に関係する事項である。

- ・健康な生活のリズムを身に付ける。
- ・身の回りを清潔にし、衣服の着脱、食事、排泄などの生活に必要な活動を自分でする。
- ・幼稚園における生活の仕方を知り、自分たちで生活の場を整えながら見通しをもって行動する。

　生活習慣の形成は、単に、生活に必要な技能を習得することだけではなく、自分でできる「自立」をめざし、自分で必要に気づき、行動できる「自律心」を育むものでもある。生活の見通しをもち、主体性をもって考え行動していけ

るように育てるという視点に立って取り組むことが重要である。

　家庭における生活習慣の形成は、親の影響が非常に大きい。母親と幼児の生活状況の相互関連（泉ら，2011）について、母親の睡眠習慣は子どもの生活リズムに大きく影響し、母親の早い起床は子どもの朝の生活開始時間を早めるという睡眠習慣の他、親子の食と排便習慣にも着目し、双方のライフスタイルの状況に密接な関連があること[1]を確認した。良きにつけ悪きにつけ、親のライフスタイルが、そのまま子どもに影響するわけである。生活習慣の形成は、園生活の中で繰り返し行われているが、せっかく園で身につけても、家庭での生活が同調しないと習慣化が妨げられてしまう。そのため、園と家庭との連携が必要である。園での取り組みやねらいを、保護者に伝えて理解してもらい、家庭でも同様に取り組むことで、生活習慣の形成はよりスムーズにすすめていくことができる。また、あわせて保護者の生活習慣の改善も図っていくことができるような支援も重要になってくる。

（2）基本的生活習慣形成の過程

　基本的生活習慣の形成は子どもの成長過程において重要な課題の一つとして掲げられるが、先を急ぐばかりに、子どもの発達や心の動きを無視して管理的に行うことは、効果的な方法とはいえない。生活習慣の形成過程は、同時に子ども自身の発達過程でもある。子どもは、その過程において試行錯誤をくり返しながら、様々な体験を通して多くのことを学び、身につけていく。したがって、一方的な強制や禁止ではなく、一人ひとりの個性を尊重し、その子のペースに沿いながら、その必要性に「気づかせる」ことが形成過程においては重要になってくる。たとえば、トイレットトレーニングで、子どもが「チッチ、ない（おしっこは、出ない）」と言っているにもかかわらず、もう2時間たったから出るはずであるとし、出るまで便座に座らせておくのはどうであろうか。子どもにとっては、一方的に座らされただけであって、そこに「尿が溜まった」という気づきはない。抑圧された時間をただ過ごしているだけであり、自律心を育むことはできないし、達成感も味わうことはできない。また、たとえ課題が達成できなくても、挑戦したことやそれが少しでもできたことにその子ども

自身が満足感を得ているのであれば、その気持ちを大切にして接することも必要である。

乳児期から基本的生活習慣形成の自立に向けた取り組みは始められるが、その援助過程において、保育者と子ども・保育者と保護者との間に信頼関係が構築されていなければならない。子どもは、信頼できる大好きな保育者の指導だからこそ受け入ることができ、「やってみよう」と思うし、保育者の行っていることにも興味をおぼえ、真似もしたくなる。保護者においても、同様である。信頼できる保育者の言うことだから、聞く耳ももてるわけである。

今、家庭においては、就寝、起床、食事、睡眠、排泄の習慣化が乱れている[2]。家庭でどのように育てられてきたか、また、育てられているか、心身の発達とあわせて理解することが求められる。様々な生活場面における一人ひとりの背景の違いを理解し、援助のあり方を考えていかなければならない。そのためには、家庭と連携をとりながら、個々に対応した援助が必要となる。

2．食事の習慣と自立

（1）食事の自立

食事は、子どもの心とからだの成長・発達にとって欠くことができないものであり、単に必要な栄養を摂るというだけではなく、あわせて食習慣を体得していくことである。栄養のすべてをミルクや母乳で摂っていた乳児は、吸う能力しか備わっていなかったが、やがて徐々にミルクや母乳以外の味に慣れ、固形食を食べるための様々な方法を覚え、歯を使った咀嚼を習得する。離乳食は、固形食を摂り込むための咀嚼機能を発達させていく上でも重要な時期である。

乳歯が生えそろう3歳頃になると、大人とほぼ同じ食事が摂れるようになってくる。そして、4～5歳になると、摂食機能が育ち、食に対する好みや活動が広がり、就学前までには食を媒体に社会性が発達していく。1995（平成7）年12月、厚生労働省の「離乳の基本」が、1980（昭和55）年以来、15年ぶりに見直され、改訂された。この基本はあくまでも目安であり、乳幼児期は、様々な

第4章　基本的生活習慣の形成

表1-4-1　発達に沿った食育年間カリキュラム計画

期		I期（5～6か月）	II期（7～8か月）	III期（9～11か月）	IV期（12～15か月）
指導計画		・口唇を閉じて飲み込む	・舌と上あごでつぶして食べる ・食具から離乳食を一口ではさみ摂る	・奥の歯茎で、すりつぶして食べる ・コップで飲む	・奥歯でかみつぶして食べる ・食具を持って食べる
活動内容	①感覚運動機能	・上唇を下げて口を閉じ、圧力をかけてゴックンと飲み込む。	・つぶすのに合わせて、左右の口角が伸びたり、縮んだりする ・口唇に筋肉がつき、口を結んだとき水平になり、一文字にみえる	・前歯を使い、量や大きさを調整する ・舌を動かし、奥の歯茎にのせる ・口唇は上下唇がねじれながら閉じる ・ほほをふくらませて食べる ・あごはかんでつぶす側がしゃくれる	・口唇や口角が、自分の意志で自由に動かせるようになる ・奥歯でかめるようになる ・基礎的な咀嚼運動の完成
	②食べさせ方	・開口時には舌上面と床面が平行になるような姿勢で座らせる ・下唇をスプーンで刺激し、出てきた舌先にのせる（子どもの顔面に対し、介助スプーンを直角に入れるとスムーズな動きが引き出せる）	・時に、子どもが自分の意志で口をもってくるまで待つ ・下唇を刺激し上唇の動きを引き出す ・上下唇で、離乳食をはさみ摂らす ・口を閉じ、舌面と上あごでつぶしてから嚥下しているかどうかを観察する	・手づかみ食べを認め、食べものの感覚を体感させる ・取り込んで、かんでつぶし飲み込むことを体得させる	・手づかみ主体の発達を重視する ・ストレスのかかるような指導は避ける ・摂食時、背中や足裏も安定させる
	③調理形態	・ポタージュ、マヨネーズ状のもの ・ドロドロ状（均一の調理形態）に仕上げる ・上手にベビーフードを使う	・一応、形はあるけれど、舌でつぶせる固さにする ・いろいろな味に出会わせる	・きざみ食は避け、軟らかくて、形の大きなものにし、歯茎でつぶせる固さに仕上げる ・火を通した調理法など、食べる意欲をそそるような形態も取り入れる	・離乳は完了しても、かむ力は未熟、調理形態には配慮が必要 ・移行期食を位置づける ・味つけは、薄味 ・栄養のバランスをとる
発達の目安	全身	（寝返りが始まる頃）	（腹這いの頃）	（ハイハイとおすわりの頃）	（歩行開始の頃）
	手指機能	（掌でつかむ）	（手全体でつかむ）（拇指側でつかむ）	（拇指と人指し指でつかむ）	・食具を持てることと使えることを混同しない
	生歯				
援助活動		子どもの健康状態について、家庭と連絡を取り合い進めていく			

〔髙橋美保：食べ物文化 No.359．芽ばえ社．p.19，2006　より一部改変〕

機能や生理面での発達の個人差が大きい時期であるため、すべての子どもを一律に扱うことはできない。離乳は、子ども一人ひとりの発達段階を踏まえて進めていくことが大切である（表1－4－1）。

《摂食行動の自立》
　①　離乳初期（5～6か月）
　唇で食べものを摂り込む動き（捕食）を覚える時期。口に摂り込んだ食べものを口を閉じてゴクンと飲み込むことを覚えさせるためには、そのまま飲み込めるドロドロ状の調理形態が適している。
　②　離乳中期（7～8か月）
　口の中の容積が広がって、舌が口の中で自由に動きやすくなるため、舌を上下に動かし、押しつぶすことができるようになる時期。軟らかいが少し形のあるプリンや豆腐を与え、舌で押しつぶして飲み込むことを覚える。また、スプーンで口に運んでもらうのではなく、自分で食べたいという積極的な行為「手づかみ食べ」があらわれる。あそびの中でも、ブロックや人形、絵本の角、箱など、何でも口の中に持っていく時期でもあり、食物と玩具との区別はまだつかない。
　③　離乳後期（9～11か月）
　10か月頃には、上下の乳歯が生えてきて、さらに口の中の容積が広がり、唇を閉じる力も強くなる。舌でつぶせない硬さがあると、歯ぐきで押しつぶし、それを集めて喉に送って飲み込むことができるようになる。「手づかみ食べ」は、幼児食への移行期となり、食べものと認識して手を出すようになる。指先を上手に使い、確実に口中に入れることができるようになり、食べづらい麺類やスープの具まで一生懸命口に運ぶ様子がみられる。「手づかみ食べ」は、自分自身で食べようとする自立の始まりでもあり、主体性の芽生えでもある。早くからスプーンやフォーク等は持たせずに、十分手づかみ食べを経験させたいものである。
　④　離乳完了期（12～15か月）
　厚生労働省の改訂「離乳の基本」では、「離乳とは、形のある食物をかみつぶ

すことができるようになり、栄養素の大部分が母乳または育児用ミルク以外の食物からとれるようになった状態をいい、その時期は通常、生後13か月を中心とした12～15か月頃で、遅くとも18か月頃までには完了する」となっている。しかし、離乳が完了しても歯で噛みつぶすことはできるが、すりつぶすことはできないので、大人と同じ食事は摂れない。また、指先も徐々に伸びていき、上手く使えるようになると、食具の操作が可能になるので、手づかみ食べを重視しながら自立を妨げないように、「食具食べ（スプーンやフォーク、箸などを使用）」と並行させながらすすめるとよい。

⑤ 自食期（15～36か月）

自立心が芽生え、自分で食べられる自信を重ね、「自食」が確立される。

全身や手指の運動発達にともない、食器の使用ができるようになり、スプーンやフォークを上手に使用して、片手で食べられるようになる「食具食べ」から、食器を持って食べる「食器食べ」の時期である。言葉が獲得され、食の開始・終了の挨拶が習慣化しやすい時期でもあるため、生活習慣として定着するようにすすめていくことが大切である。

朝食・昼食・夕食・間食を毎日決まった時間に繰り返すことにより、食のリズムを確立していく時期でもある。

⑥ 食習慣形成期（3～5歳就学前）

摂食機能が獲得され、なんでも食べられる時期である。情緒や心の発達、運動機能の発達にともない、興味や関心、探索欲求が高まるので、調理への参加や野菜の栽培・収穫など、様々な体験を通して食の楽しさやおもしろさ、不思議さ等、知的面からの発達も促したい。また、食具や食器の使い方、食べ方、マナー、咀嚼の仕方などをしつけとして身につけていく時期でもある。自立を妨げないように習慣づけていくことが大切である。

⑦ 社会化期（5歳～就学前）

心身の発達とともに社会性も大きく成長していく時期である。仲間とのかかわりの中で、共に食を楽しみ、時間・空間を共有する体験を味わい、集団社会の中で自己を確立し、生きる力を育みたい。食を媒体としながら、仲間や保育者との会話を弾ませ、決められた時間内でリズムを合わせ食べられるようにな

ること等が社会性を身につけていくことにつながる。
　家庭の食事と異なり、仲間と囲む食事の楽しさも十分味わわせることが大切である。

（2）食欲を育てる

　食欲は、離乳開始頃に大人が食べているものに興味をもつことから始まる。同じ食卓で離乳食を食べさせてもらいながら、「おいしいねー」「もぐもぐ、ごっくんね」等と言葉がけをされながら、安心感の中で、初めての食物も受け入れることができる。やがて、みんなが食べているものに手を伸ばしていくようになる「手づかみ食べ」が始まる。マナーやしつけも大切であるが、まずは、自分で「食べたい」という気持ちを大切に受け入れ、満たしてあげることにより、満足感や安心感が得られ、食欲を育てることにつながる。後片づけが大変であるが、テーブルの下にビニールを敷いたり、よだれかけ（様々に工夫されている）を着用させる等して、「手づかみ食べ」の時期を十分に経験させたいものである。

　また、子どもが食欲を感じ、食べる意欲を育てるためには、心身ともに良好な状態を保つことが大切である。そのためには、「食事」にあわせて、「運動」・「睡眠」・「排泄」の生活リズムを整えることが重要である。遅寝早起きの短時間睡眠や遅寝遅起きのズレた長時間睡眠・運動不足・不規則な食事は食欲減退を招き、自食への意欲づくりを妨げる要因となる。

　2005（平成17）年6月に、食育基本法が制定され、保育園の目標については、次の5項目が具体的にわかりやすく掲げられている。

《楽しく食べる子どもに－保育所における食育に関する指針－》
　① お腹がすく、リズムのもてる子
　② 食べたいもの、好きなものが増える子ども
　③ いっしょに食べたい人がいる子ども
　④ 食事づくり、準備に関わる子ども
　⑤ 食べたいものを話題にする子ども

（3）味覚を育てる

　味覚は、食物の味を識別する感覚であり、五原味（甘味・塩味・酸味・苦味・うまみ）がある。そのうち、本能的に好む味は、甘味・塩味・うまみで、酸味や苦味は、本能的に苦手な味であり、受け入れるまでにはトレーニングが必要である。とくに、幼児期は味覚学習期の過渡期であり、離乳後半からの食の経験が重要となる。小川（2007）は脳の発達の観点から、味覚を育てるためには、多くの食べものの食べた種類や回数・食べるときの状況など、五感（視覚・聴覚・嗅覚・触覚・味覚）で経験した安心の情報を、どれだけ多く脳に蓄積させるかが大切であると述べている。つまり、苦手な味でもおいしそうに食べる様子を見たり、「おいしい」という言葉を聴いたり、食材に触ったり、野菜を育てたり、収穫したり、調理や盛り付け等に携わることも安心の情報を蓄積させることになるため、食べられることにつながる。また、叱られたり、強制的に食べさせられたりする等の嫌な情報は、不快（おいしくない）と評価することにつながる。焦らずあきらめずに、気長にすすめるべきである。

　市販の調理済み食品や菓子類などは、人工的な甘味やうまみを使用しているため、自然物と異なり強い味に作られている。将来の生活習慣病予防のためにも、手づくりで薄味を基本とした味覚形成は重要である。

　また、1980年代のはじめから1人で食べる孤食が話題になったが、現代は、個食（一人で自分の好きなものを食べた方が気楽でよい、と感じる感覚）が増加している[3]。これでは、味のレパートリーも増やす機会が作れない。また、小児保健協会の「幼児健康調査（平成12年）」によると、好き嫌いに示される偏食の訴えは3歳以降に増大し、23％となっている。

　味覚を育てるには、離乳初期からの丁寧な食の指導が重要であり、家庭での教育力が問われる。家庭教育の質が大きく変化してきている現代、子どもの食育においても、園や保健センター等、地域と家庭との連携の中ですすめていく必要性がある。

（4）食生活の安全性

　食べることは、命に関わることであり、安全な食事づくりはその基本である。

O-157、環境ホルモン、BSE、不許可添加物、農薬汚染、遺伝子組み換え食品、相次ぐ食品表示の偽装など、食の安全に対する消費者の不信は消し去ることはできない。すでに、1960年代に、アメリカの海洋学者だったレイチェル・カーソンが『沈黙の春』（日本語訳　新潮文庫）で、野生生物が死に絶えてしまうと警告している。食の安全性は、個人の力だけでは守りきれるものではない。

　このような状況の中、2005（平成17）年に食育基本法が成立された。食品の安全性の確保における食育の役割として、「食育は、食品の安全性が確保され、安心して消費できることが健全な食生活の基礎であることにかんがみ、食品の安全性をはじめとする食に関する幅広い情報の提供〜」とうたわれているが、次々と起こる偽装や不正表示に、何を信じればよいか不安になる。食品の不安と不信を招かないために、厳しい基準の確立、検査監視体制の強化、表示制度の確立などが急務である。また、食育基本法第二十三条においては、地産地消が述べられている。子どもたちが住んでいる地域で採れる新鮮な食材を上手に生かした食物で、成長に必要な栄養を摂ることは大切である。生産者と消費者の顔がお互いに見える関係は、なにより大きな安心につながる。

　近年は、食費に占める加工食品の割合も増加してきた[4]。加工食品は、保存、流通、調理などの利便性を追求し、食品添加物・薬物を多く利用している。子どもの健康を守るためには、手づくりの料理が望ましい。

　集団食中毒の発生は、毎年、報告されており、最も多いのがサルモネラ菌[5]である。サルモネラ菌は、動物の糞尿や器官に住み着いているので、園で飼っている動物から給食への感染に注意することが必要である。また、全職員に定期的な細菌検査を実施することも大切である。

（5）給食と弁当

　食事の中には、心身の発達に欠かせない栄養素がバランスよく含まれている必要があり、それを食べることによって、一生続く食生活のよい基礎を作っていくという役割もあるといえる。成長期にある乳幼児期の子どもたちは、家庭と園で一日の栄養量の約2分の1ずつを摂っている。給食や弁当は、心身の発達を促進させるための重要な栄養源であるとともに、食を媒介とした友だちや

保育者とのかかわりを通して行われる、保育・教育の場でもある。嫌いな食物をどのように食べさせるかに終始するのではなく、友だちや保育者といっしょに食べる給食や弁当が、楽しい時間の一つとなるように、一人ひとりの発達や心の動きを理解して、無理のないようにすすめていくことが必要である。

親が子のために作ってくれた弁当は、愛情を実感できるものである。子どもの嗜好から食事量までを熟知した親が、そのひとりのために作るものであり、個々の状況に応じた食事を提供できるという点で、複数人を対象に作られる給食とは大きく異なる。また、概して野菜が不足しがちな傾向にあり、必ずしも栄養バランスのよいものであるとはいえないことも事実である。

子どもの嗜好に合わせすぎたり、逆に嫌いなものばかりを入れて食べさせようとしたりと、弁当には親の心も強く反映される。無論、栄養バランスも重要である。しかし、子どもが弁当の時間を楽しみに待ち、自分のために作ってくれたものをおいしく食べられるということが、最も大切であるといえる。時間内に急がずに食べ切れるくらいの量にして、好物や彩り、栄養バランス等を考えていくようにするとよい。

また、近年は、加工食品が弁当のおかずに占める割合が多い。加工食品は、手軽に扱えて便利だが、味覚形成期にある幼児の弁当に多用すると、人工的な濃い味ばかりに慣れてしまうことになる。その利便性に依存することなく、できるだけ手づくりを心がけたいものである。

孤食や個食、アレルギーの子どもの問題など、子どもの食に関する様々な問題をふまえ、共に食事をすることは「楽しく、おいしいもの」という共食・共感の場をつくることが大切である。

3．睡眠の習慣と自立

（1）規則正しい就寝・起床

規則正しい就寝は、質のよい睡眠が確保できると同時に、朝の快い起床に結びつくため、生物学的な見地からも健康的な生活リズムが獲得できる。睡眠覚

醒のリズムができていないと、体温やホルモンのリズムがくずれ[6]、いわゆる時差ボケ状態に陥る。肥満や高血圧など、生活習慣病とも関連が生じる[7] ほか、自律神経の失調による低体温や高体温の問題[8]、知的面では、大脳の高次の機能にも影響が現れるリスクが高い[9]。情緒面では、活動に集中できず、イライラ感が高い、人とうまく関われない、すぐにパニックになる、理由なく攻撃する等、知的・情緒的・身体的に、様々な弊害が報告されている[10]。

　質のよい睡眠を確保するためには、一定の決まった時間に眠ることが重要である。しかし、社会生活が夜型化し、日本の子どもたちの就寝時刻は年々遅くなってきている。2000(平成12)年度に実施された日本小児保健協会の幼児健康度調査[11] によれば、午後10時以降に就寝する幼児の割合は、1980(昭和55)年値、1990(平成2)年値、2000(平成12)年値を比較すると、4歳児(13%→23%→59%)、5・6歳児(10%→17%→40%)と顕著に増加しており、夜型生活へ移行していることがわかる。翌朝、幼稚園や保育園に行く時刻を考慮すると、夜型生活は短時間睡眠に直結する。

　子どもは、大人と同様に夜更かしもできるし、朝寝坊もできる。寝る時刻は子どもに任せず、「寝かしつける」しつけが大切である。就寝・起床の自立は、眠る時刻になったら自分で眠り、朝起きる時間になったら自分で起きることができることであるが、獲得までの過程は丁寧に、子どもが不安に陥らないようにすすめていくことが大切である。入眠の際の習慣として、子守唄やおはなし、絵本を読んであげたりする等の工夫をし、眠ることが楽しみとなるように配慮したい。前橋(2006)は、寝つきをよくするためのポイントとして、次の8項目を挙げている。

《寝つきをよくするためには》
①　昼間の活動
　　戸外での十分な運動あそび
②　夕食時刻を早める
　　午後6時から7時の夕食を心がけ、夜食は食べない
③　父親の時間に、子どものリズムを合わせない

④　夕食は、できるだけ薄味
⑤　夕食後の片づけと団欒
⑥　寝る前は入浴し、入浴後に少しの水分補給
⑦　寝る前の小便、裸になっての着替え
⑧　暗い部屋で、入眠

〔前橋　明：いま、子どもの心とからだが危ない２．大学教育出版，pp.12-14，2006　より一部改変〕

（2）寝る子は育つ

　成長ホルモンは、深い眠りの中で、真夜中の午前０時頃にまとまって分泌される[12]。成長ホルモンには、骨を伸ばし、筋肉を増やし、新陳代謝を盛んにする働きがあるので、「寝る子は育つ」という格言の根拠になるものである。同じく、夜暗くなると分泌されるメラトニンも重要な働きをする。朝起きて15～16時間後に分泌され、夜に暗い中で眠ると分泌量が増加し、午前２～３時に最大になる。メラトニンは、抗酸化作用（酸素の毒性から細胞を守る働きがあるため、老化防止や抗ガン作用がある）を有し、第二次性徴を思春期まで抑える大切なホルモンである。「メラトニンシャワー」とたとえられるほど分泌量が増え、それが最大になるのは、１～５歳頃である[13]。メラトニンは、目で光を感じていると分泌量が減少し、感じないと増加する。つまり、夜、明るいところでいつまでも起きていると、メラトニンはあまり放出されない。

　夜に早く寝ることは、ホルモンのリズムを整える[14]ことでもあり、子どもが健やかに育つための重要な生活習慣なのである（図１－４－１）。

（3）午睡

　昼食後の午睡は、疲れた心とからだを休める休息タイムである。朝から精力的に動き回っている子どもは、体力の消耗とともに、脳もオーバーヒートの状態に陥る。静かな環境で、からだと脳をゆっくり休ませることは、午後の活動への取り組みを意欲的なものにする。また、近年、遅寝による短時間睡眠の子どもが増えており、朝から様々な疲労を訴えている[15]。午睡から起こされる子

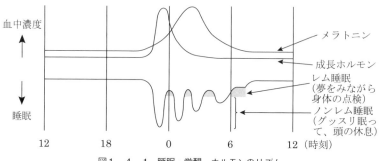

図1-4-1 睡眠・覚醒、ホルモンのリズム
〔神山 潤:子どもの睡眠,芽ばえ社,p.19,2003〕

は、睡眠不足の子どもたちが多い。ゆっくり寝かせてあげたいが、午睡で十分寝てしまうと、睡眠リズムが夕方にずれ込み、夜の就寝は遅くなるという悪循環になる。また、起こす時刻を一定にするとリズムが戻りやすい。遅くとも、午後3時までには起こすことを提唱している[16]。眠りたくない子どもは無理に寝かせる必要はないが、絵本を読んだりして、静かな環境の中で過ごさせることが大切である。

4．排泄の習慣と自立

（1）排泄の自立

尿意・便意を感じた子どもが、自分でトイレやおまるに座り、自分で用が足せるようになるまでは、トイレットトレーニングが必要である。そのトレーニング過程がしつけであり、子どもはしつけを通して様々な心の動きを味わい、自立する。しつけは、それができるまで、その都度やり方を教え、伝えればよいのであって、尿や便が出るまで座らせていたり、失敗したときに叱ったりすること等は、かえって自立を遅らせる。うまくできたときには十分ほめてあげ、失敗したときは、トイレやおまるですることを繰り返し伝えるだけにして、自分で排泄に取り組もうとする意欲を引き出すことが大切である。

1）排尿の自立

　歩行が開始することは、大脳皮質が発達してきたことを意味し、膀胱に尿がたまったということを感じられるようになる。膀胱の大きさも、乳児では40～50ml、2～3歳児では50～100 ml、4～5歳児では100～150 mlとなり、ためられる尿の量も増える。また、個人差もあるが、回数も1歳頃までは、10～15回であるが、2～3歳になると7～9回、4～5歳児では5～6回と徐々に減少する。トイレットトレーニングは、排尿間隔が2時間以上あくようになれば、開始の時期である。2～2歳半頃になると予告できるようになり、おむつが取れる時期となる。しかし、排尿の自立は、歩行と同様に個人差が非常に大きいので、他の子と比較しないようにすることが大切である。3歳半頃になると、一人でできるようになり、長い時間我慢ができるが、あそびに夢中になって失敗するときもある。尿が膀胱に溜まったと感じ、トイレに行き、パンツをぬいで尿をし、トイレットペーパーを適宜使い、トイレの水を流し、パンツをはいて、手を洗って出てくるという一連の手順が大人の援助なくできるようになるのは、およそ5～6歳頃である。

2）排便の自立

　生後6か月を過ぎる頃から、ウンチをするときに腹圧をかけて息む様子がみられ、1歳をすぎて大脳皮質が発達してくると、直腸にウンチが溜まったことを自覚できるようになる。1歳半を過ぎると、ウンチの回数も安定し、ウンチをする前に知らせることができるようになり、おまるやトイレでできるようになるが、我慢することはできない。3～4歳になると、意識して我慢することができるようになるが、まだ短時間であり、漏らしてしまうこともある。完了期は5～6歳で、便意を感じると自分でトイレに行き、ウンチをして、トイレットペーパーで拭き、それを流して、手を洗って出てくるという一連の動作ができるようになり、自立する。

　排尿より排便のしつけを先にはじめた方がトラブルが少ない[17]という報告もある。

（2）言葉による排泄訓練

　言葉がけをすることは、排泄することをより意識的に行えるようにするためであり、言語獲得前においても重要である。保育者や保護者が「ウンウン（チッチ）、でたね」と言葉をかけながら、おむつをかえてあげることから、トイレットトレーニングはスタートする。やがて、排泄した後に「チッチ」等と言って教えるようになり、さらに、排泄する前に「チッチ」と教えるようになってくる。また、子どもが「チッチ」と言ったのでトイレに連れて行ったら、もう出た後であったということはよくある。その都度「おしっこ、出ちゃったね。おしっこは、ここでしようね」と繰り返して確認させ、伝えていくことが大切である。また、排尿時に「シー、シー」や排便時に「ウーン、ウーン」と、息みにあわせてかけ声を繰り返していると、その言葉が排泄を引き起こす刺激になる[17]とも言われる。保育者の余裕をもった言葉がけにより、子どもも、焦らずにゆっくりと排泄に取り組むことができる。

　トイレやおまるに誘っても、「チッチない」・「ない」等と言って、トイレに行きたがらない場合は、下腹部に手を当て、「チッチ、まだ出ないのね」と膀胱に尿が溜まった感じがないことを確認することもあわせて必要なことである。うまくできたときや失敗したときの共感を、保育者がどのように言葉にして伝えるかが重要である。

（3）幼稚園・保育所での排泄

　トイレットトレーニングで大切なことは、神経系の発達にともなって進んでいく排泄の仕組みをよく理解し、個人差が大きいことを踏まえて、一人ひとりの発達に沿ってすすめていくことである。無理強いをせずに、活動を妨げないように、子どもの表情を読み取りながら、適切な働きかけをすることが必要である。

　幼稚園では、トイレットトレーニングが完了できないまま入園してくるケースもある。しつけは、自立を目指すものであるから、子どもの自尊心を傷つけないように配慮したい。また、せっかく園でトレーニングがすすめられても、家庭の協力が得られないと成果が表れにくい。保護者にも、排泄の仕組みやト

表1−4−2 排泄の自立過程

年齢	小便	大便	おむつ	おまる	トイレ
〜1歳	・おむつはまめに取りかえる ・8〜9か月頃から、おまるでさせる	・排便時、きばっているのに気がついたら、その後、すぐおむつを交換する ・8〜9か月頃から、おまるでさせる	■		
〜2歳	・排尿後に知らせる ・尿意を知らせる ・昼間は漏らさなくなってくる	・排便後に知らせる ・便意を知らせる	■	■	■
〜4歳	・ついていけば、便所でできる ・昼のおむつがいらなくなる ・トイレットペーパーを使わせる	・ついていけば、便所でできる		■	■
〜5歳	・1人で便所でできるようになる ・おねしょをしなくなる	・パンツを取ってやれば、便所でできる			■
	・あそびに夢中になっても、おもらしをしなくなる	・1人で便所でできる ・トイレットペーパーを使える			■

〔木口ヨシ他・イラスト小児対症ケア，文光堂，p.75，2001 より一部改変〕

レーニングのねらい、計画などをよく理解してもらい、家庭と連携してすすめていくことが重要である。

5．清潔の習慣と自立

（1）清潔の自立

　からだを清潔にし、身だしなみを整えることは、自分でも気持ちが良く、集団社会の中で生活していくうえでのマナーでもある。また、感染予防や健康づくりのために欠くことができない。清潔の自立については、洗顔、手洗い、歯磨き、うがい、鼻かみ、爪きり、入浴、洗髪などがあげられる。これらの生活習慣は、日々の生活の流れの中で習慣化し、体得していけるものであり、その基礎となるのが、「清潔にすると気持ちがいい」という実感である。顔を拭いたら気持ちが良かった、髪の毛を結んでもらったらスッキリした、汗でぬれた服を着替えたらさっぱりした等、「気持ちがいい」という実感の積み重ねが習慣化され、汗でぬれた服を着ていると気持ちが悪いから着替えたり、髪が目にかかるとうっとうしいから結わいてほしいと言うことができたりする。将来、いつどこででも発揮できる力となるように、その必要性を認識し、習慣として行動できることが、自分のからだを清潔にしていく自立である。

（2）幼稚園・保育所での清潔の習慣

　手洗い、歯磨き、うがい等の清潔の習慣は、日々の園生活の流れの中で、繰り返し行われることによって身につき、習慣化される。昼食前の手洗いやうがい、昼食後の歯磨きなど、家庭においては取り組みにくい習慣でも、園だからこそ獲得しやすいということがある。「やりたくないこと」でも、園で共に生活する友だちが行っている様子を見ることによって、「自分もやらなくてはいけない」という気持ちや意欲が出てくる。また、友だちといっしょに行うことの楽しさを味わうことが意欲につながり、習慣として身についてくる場合もある。園で培われた習慣が家庭でも習慣化されるように、家庭との連携をとりながらすすめていくことが大切である。

表1-4-3 清潔の自立

年齢 \ 調査者	山下(1936)	西本(1963)	谷田貝ら(1974)
2:0			・口をゆすぐ ・手を洗う
2:6		・手を洗う	
3:0	・手を洗う		・顔を洗う ・石けん使用 ・歯みがき ・顔をふく
4:0	・口をゆすぐ ・うがい ・歯みがき ・顔を洗う ・鼻をかむ	・口をゆすぐ ・うがい ・歯みがき ・顔を洗う ・鼻をかむ ・髪をとかす	・うがい
4:6			・鼻をかむ
5:0	・髪をとかす		・髪をとかす

〔西頭三雄児編:健康, 福村出版, 1980〕

6. 着脱の習慣と自立

(1) 着衣の自立

　着衣については、1歳過ぎから興味を持ち、衣服や靴下を引っ張って脱ごうとしたり、帽子をとったりする。2歳頃になると自分で着ようとするし、履きやすい靴は一人で履ける。3歳後半にはパンツや靴を上手に履くことができ、園の制服も4歳になると、袖を通して着られるようになる。6歳頃になると、着衣の自立が完了する（表1-4-4）が、保育歴や発達の個人差があるので、あくまでも目安としてとらえたい。
　自立のためには、運動機能や知的な発達、言語発達や認識能力を考慮し、身につけるべき内容が、その子どもに適しているかどうかという視点で見ていく必要があり、一人ひとりの発達にあわせて、そのつど具体的にわかりやすく伝えていくことが大切である。子どもにとっては高度な生活技術が要求されるため、教え込むことになりがちであるが、上着を着るときに袖をトンネルに見立

てたり、「いない、いない、バアー」で遊んだり、スキンシップをはかり、楽しみながら行えるように配慮したい。難しい課題に挑戦し、できた喜びや達成感を味わうことは、自信となり、主体性をもって生きることにつながる。個人の発達を考慮して、きめ細かな対応をしていくことが必要である。

(2) 衣服の着脱と整理・整頓

　衣服の着脱は「脱ぐ」ことから始まる。目安として、1歳を過ぎると着ているものに興味を持ち、服を引っ張る様子が見られ、2歳頃から脱ごうとし、脱ぎやすいものは脱げるようになる。2歳半頃から、脱いだ服をたたむことや着替えの衣類を自分で出すこと等、発達をみながら少しずつ教えていくようにするとよい。3歳頃には、自分で着脱しようとするので、「自分でしたい」気持ちを大切に、時間にゆとりをもって、ていねいに接することが必要である。4歳になると自分で着脱できるようになり、5歳になると衣服を上手にたたみ、整理・整頓ができるようになる（表1-4-4）。保育歴や家庭でのしつけにより個人差が大きい。衣服のたたみ方や、脱いだ衣服の置き場所、着替えの衣服を自分で出す際の留意等、繰り返しの丁寧な指導が望まれる。少しでもできたことをいっしょに喜び、できなくて躊躇しているときには途中まで手伝ってあげる等して、自信をつけていくことが大切である。

　着脱の習慣とあわせて、整理・整頓の習慣も大切である。園では、自分のロッカーに帽子や鞄などを入れ、個人の持ち物を自分で管理して使用する。きちんと整理・整頓することは、次に使うときに気持ちがいいことを、繰り返しの中で感じさせていくことが大切である。近年、自分の身のまわりや部屋の中が散らかっていてもなんとも思わない、身辺自立のできない、いわゆる片づけられない若者が問題になっている。成人後の生活習慣獲得は難しいものがあるため、幼児期からのしつけが大切である。

(3) 幼稚園・保育所での着脱の習慣

　汗をかいたとき、食事でこぼしたとき、午睡のとき、制服や体操着の着替えの他、靴や帽子の着脱もあわせると、園では着脱の機会が多いものである。園

表1−4−4　着衣の自立：年齢別にみる自立の程度

年齢	自立の過程	服装・働きかけ
〜1歳		・寝ている間は、長着。 ・動きが活発になってきたら、上着とパンツスタイル。（つま先まで覆うカバーオールは運動に不向き） ・素足で物をさわったりふんばったりできるように、室内ではなるべく靴下をはかせない。 ・歩きはじめると靴下はすべりやすいので、はかせるときは、足底にすべり止めのあるものを使用する。
〜2歳	着ているものに興味を持つ。 服をひっぱる。靴下をとる。 帽子をとる。 帽子をかぶる動作をする。	・歩きはじめの靴は柔かい材質で、底も柔らかいもの。（フェルト、皮、合成皮革） ・排泄時に便利なゴムのパンツと上着、またはワンピーススタイル。 ・歩行が上手になってきたら、足を圧迫せず、足首でしっかり留まる編あげ、またはマジックテープ、バンドの靴。
〜3歳	脱ぎやすいものは脱げる。 はきやすい靴ははける。 ひとりで着ようとする。 ボタンをはずせる。	・上着はTシャツや前あきボタンのもの、ワンピース、ウエストゴムのパンツ、半ズボン。 　　　　（自分で脱いだり、着たりしようとする） ・普段は自分ではきやすいズック靴。靴はそろえることを教える。 ・脱いだ服の置き場所、たたみ方、着替えの衣類を自分で出すことを教える。
〜4歳	ボタンかけができる。 パンツをはける。 靴下をはける。 ひとりで脱げる。	・通園の準備としても、パンツをはいたりボタンかけができるとよい。はめやすい前ボタンの上着、ウエストゴムの半ズボン、ハンカチーフ、 ・ちり紙、その他の入る大きめのポケットがついている服。 ・汗をかいたり、汚れたら、着替える習慣を身につけさせる。
〜5歳	袖に手を通して着られる。	・幼稚園の制服も、自分で着脱しやすく動きやすい洗濯しやすい材質、スタイルである。 ・通園に帽子をかぶっていく。ハンカチ、ちり紙を持つ。
〜6歳	ひとりで着脱できる。	・ひとりで着脱でき、衣類を出したり、しまったり、洗濯かごに入れられる。 ・学用品などの自分の持ち物の管理を含める、基本的生活習慣が身につくようにする。 これらは就学の準備としても大切である。

〔木口チヨ他：イラスト小児対症ケア．文光堂．p.86, 2001　より一部改変〕

だからこそ、着脱の繰り返しも苦にならずに生活の流れの中で自然に行われるため、生活習慣が獲得しやすいともいえる。子どもは、友だちとのかかわりの中で、友だちを模倣したり、着脱を手伝ってあげたり、手伝ってもらったりする。そして、同じ課題に向かって挑戦する楽しさや達成感を味わうことができる。

また、プールあそびやクッキング等の活動のために行う着脱もある。プールあそびでは、脱いだ衣服や下着をたたむことや、脱いだ靴などを決められた自分の場所に置き、帰ってきたらすぐに使えるようにタオルを一番上に置いておくこと等、一連の手順がきちんと行われることによって、あそびの期待感もふくらみ、充実感も味わえる。慣れてくると、次の活動を早くしたい気持ちから、手順を簡略化してしまうことがある。あとで自分が困ることに気づかせ、きちんと行うことの必要性を再確認させることも大切である。

7．健康増進に関する習慣

（1）子どもは風の子

「子どもは風の子元気な子」とうたわれたように、子どもは元気に外に出て遊ぶものであったが、近年、子どもを取り巻く生活環境、社会環境の変化により、戸外でからだを動かして遊ぶ機会は減少し、テレビやビデオ、テレビゲーム・コンピューターゲーム等の室内あそびが増加した[1]。厚生労働省「21世紀出世児縦断調査」によると、4歳半の子どもで、コンピューターゲームをする子は、3割近くで、1年前の3歳半のときと比較すると、2倍近くに増加した。室内あそびが増えている今、健康増進のために、運動や戸外あそびの重要性（前橋，2001）が説かれている[6]。昼間の活動量と睡眠覚醒リズムとの間には密接な関係があり[7]、日中の運動量が多いほど寝つく時刻が早く、また起きた時刻が早いほどその日の日中の運動量が多くなる。さらに、日中運動することで疲れて、ぐっすりと眠ることができ、質のよい睡眠が確保でき、早起きができる。そして、朝ごはんもおいしく食べられ、日中の活動に集中でき、丈夫なか

らだづくりができる。そのため、天気のいい日は外に出てしっかり遊ばせたいものである。

(2) 薄着

人間は、暑いときには体熱を発散させ、汗をかくことによりからだを冷却させる。また、寒いときには、放熱を防ぐために皮膚血管を収縮させて血流量を少なくし、汗腺を閉じる。

このように、体内の熱の発生と放射を調節することによって、体温をほぼ一定に維持している。実際に体温調節に機能しているものは、「能動汗腺」と呼ばれているもので、表面にある汗腺の約半数を占めている。この能動汗腺の数は、3歳までに完成し、その後の増えることはない。したがって、乳幼児期に能動汗腺の数をできるだけ増やしておくことが、暑さに強いからだづくりとなる。

衣服は、その体温調節作用を助ける役割を担っているわけであるが、日頃から厚着の生活をしていると、調節機能がうまく働かず、皮膚を鍛える上からも好ましくない。薄着は、皮膚を鍛え、調節機能を高める。原田（2001）は、着衣枚数やその重量と運動能力の関係を調査し、薄着をしている子どもほど体格・運動能力に優れていたこと、また、着衣重量が重い子は、運動能力が低かったことが確認された。厚着は、からだの運動を妨げる面からも好ましくない。子どもは、新陳代謝が激しく汗をかきやすいため、薄着を心がけるとよい。着衣の枚数を減らし、保温に適した最小限の着衣で生活することは、健康増進・体力づくりの面からも効果的なことである。

(3) 裸・素足

恒温動物である人間は、気温の変化に対応する機能があまり働かないため、暑さ寒さに強くて体温調節の働きのよいからだづくりが必要になってくる。気温や空気・風・陽光などの刺激は、皮膚を通して中枢神経に働きかけ、身体諸器官の機能や組織に好ましい影響を与える。裸や素足になることで、その効果がさらに高まる。

全国私立保育園連盟の「保育園の安全配慮チェックリスト」によると、保育

園の室内の気温は、夏季は19〜24度、冬季は17〜22度である。これを目安とし、外気温と子どもの体熱生産との均衡が保てるようにする。

また近年、子どもの足・足裏・足指が弱くなり、外反母趾や内反母趾、偏平足などの他、足の指、とくに小指が地面に接していない「浮指」という状態も広く確認されている。足は、二足歩行する人間のからだの基盤である。靴下一枚だけでも悪影響を与えるため、健康な足を維持する最良の状態は、やはり素足であるといえよう。素足での歩行は、足の裏や指・筋肉を刺激して、大脳を活性化させるとともに、背筋や安定感の要所強化にもつながる。保育園や家庭でも、屋内では靴下を脱ぐ指導をし、子どもが素足の生活に少しでも親しめる環境を作っていくことが望まれる。

(4) 乾布摩擦

日本では古来より、病気の予防や治療のために、乾布摩擦や冷水摩擦・水かぶり・冷水浴・日光浴などが行われてきた。皮膚の鍛錬をすることは、皮膚や呼吸筋に分布する自律神経を刺激して発達させ、体温の調節や呼吸機能・循環・消化・吸収を高めることになる。裸になって行い、外気からの寒冷刺激も受けるため、自律神経形成期の幼児期においては、とりわけ好ましい影響を与える。原田（2000）は、幼児を対象に、毎朝、乾布摩擦を行わせた。乾布摩擦を1年間続けた場合と3か月間続けた場合のどちらも、病気欠席が減少したという結果になり、効果が確認された。

乾布摩擦は、乾いたタオルで腕や胸・背中などを心臓に向かって擦る。皮膚が少し赤くなるまで擦るが、入浴時にしみるまで強く擦りすぎないように注意する。乾布摩擦を行う際は、アトピー性皮膚炎や発疹などの皮膚疾患に配慮して、無理のないようにすすめることが大切である。

(5) 幼稚園・保育所が担う健康増進の役割

健康的な生活を営むためには、「栄養」・「休養」・「運動」・「排泄」の生活リズムの整調が大切であり、乳幼児期にはその習慣化[1]が望まれる。規則正しい就寝は、質のよい睡眠が確保でき、朝の快い起床に結びつき、生物学的な見地

からも健康的な生活リズムの獲得につながる。ところが、近年、子どもをとりまく生活環境・社会環境が激変し、子どもの生活時間が変化した結果、乳幼児期からの生活リズム形成が乱れて、心とからだに様々な問題が生じている。朝食の欠食児、夕食の簡略化などの「栄養」面の問題、遅寝短時間睡眠、睡眠と覚醒リズム、体温リズム、ホルモンリズムの乱れ等の「休養」の問題、日中の運動量不足による「運動」面の問題、快便習慣の乱れによる「排泄」の問題など、多くの課題が噴出している。また、とくに母親の生活習慣が子どもにも強い影響を及ぼしている[18]ため、保護者の生活習慣を整えることも必要となってくる。これらの問題は、家庭教育力不足を反映しており、今こそ、幼稚園・保育園が家庭と連携して子どもの健康増進のための援助をしていかなければならないといえよう。

【文　献】

1) 泉　秀生・前橋　明・町田和彦：幼児の生活習慣に関する研究—保育園5・6歳児とその保護者の1週間の生活記録分析—．保育と保健17（2），pp.75-79，2011．
2) 前橋　明・村上智子・中江征太郎：幼児の健康管理 – 朝食摂取と排便の為の条件について –，幼少児健康教育研究11（2），pp.45-58，2003．
3) 室田洋子：食べもの文化 No339．芽ばえ社，p.22，2004．
4) 内野澄子：加工食品と食生活の変貌，第57回日本栄養食糧学会大会（平成8年5月，京都）報告
5) 田原喜久江・柳沢芳子・米山千恵：保育所の食事づくり，明治図書，p.12，2002．
6) 前橋　明：子どもの心とからだの異変とその対策，明研図書，pp.8-10，2001．
7) 神山　潤：子どもの睡眠，芽ばえ社，pp.43-45，p.75，2003．
8) 前橋　明：いま、子どもの心とからだが危ない，大学教育出版，pp.11-14，2004．
9) 鈴木みゆき：保護者もいっしょに　生活リズム改善ガイド，ひかりのくに，pp.20-21，2006．
10) 東京都教育研究所：子どもたちの揺れ動く心と学校のあり方，特別研究，第1年次研究報告書，1999．
11) 社団法人日本小児保健協会：平成12年度幼児健康度調査報告書，pp.31-32，2002．
12) 神山　潤：眠りを奪われた子どもたち，岩波ブックレットNo.621，pp.21-22，2004．
13) 神山　潤：子どもの睡眠，芽ばえ社，pp.52-53，2003．
14) 白川修一郎：睡眠とメンタルヘルス，ゆまに書房，pp.32-34，2006．

15) 前橋　明：いま，子どもの心とからだが危ない2，大学教育出版，pp.42-43，2006.
16) 鈴木みゆき：保護者もいっしょに　生活リズム改善ガイド，ひかりのくに，p.29，2006.
17) 末松たか子：おむつのとれる子とれない子，大月書店，pp.73-75，1998.
18) 泉　秀生・奥富庸一・前橋　明：母親の生活が子どもに及ぼす影響，子どもの健康福祉研究7，明研図書，pp.8-14，2008.

第5章

子どものあそびと運動あそび

1．子どもにとってあそびとは何か

(1) あそびとは

「あそび」や「遊ぶ」という語句を辞書で調べると、「遊ぶこと」や「好きなことをして楽しむ」等とある。子どもの生活は、本来、自由であり、かつ、のんびりと余裕のある状態であることから、子どもが自らの欲求に、正直に、夢中になって取り組んでいることこそが、「あそび」と呼べる。

(2) 子どものあそび

乳幼児期の子どもにとって、あそびは生活の中心であり、あそびを通して、からだや心が成長・発達していく。「あそび」と言っても、年齢によって、その方法、いわゆる、あそび方も変化していく。これは、子どもの成長・発達に伴って、生活する環境が、家から戸外や保育園・幼稚園などのように変化していくことや、子ども自身の視野・視点の変化によるところが大きい。つまり、あそびと子どもの心身の成長・発達は、相互にかかわりあっていることがわかる。

《年齢によるあそびの変化》
① 乳児期（0～1歳頃）からみられるあそび
・感覚あそび … 目や耳、肌などの感覚器を使用したあそび。光や音を発する物や、タオルやビニール袋、新聞紙のように肌触りの異なるもので遊ぶ。
・一人あそび … 他の人に影響されずに、一人で没頭しながらするあそび。

② 1〜2歳頃からみられるあそび
・受容あそび … ただ見たり聞いたりしているだけではなく、相対する人や物からの声や音、情報などを見聞きするあそび。絵本やパネルシアター、音楽などを受け入れながら遊ぶ。
・象徴あそび … ある道具やおもちゃ等を、別のものに見立てたり、何もないところに、あたかもあるようなフリをしたりするあそび。積み木を自動車に見立てたり、何もないところにお皿やスプーンのあるフリをしたりしながら遊ぶ。象徴的あそびともいう。

③ 2〜3歳頃からみられるあそび
・模倣あそび … 周囲の物事を真似ることや、いわゆる、ごっこあそび。犬や猫の真似をしたり、親や保育園・幼稚園の先生の話す内容を真似したりしながら遊ぶ。
・構成あそび … 積み木やブロック、お絵かき、折り紙、粘土など、創り出したり、組み立てたりするあそび。完成したものに対しても喜ぶが、それと同様に、完成させるまでの熱中している過程も楽しんで遊ぶ。積み木やブロック等を構成あそび、お絵かきや折り紙などを創造あそびということもある。
・平行あそび … 複数人数の子どもが同じ場所で同じあそび、同じ内容のもの・ことをしているが、実質は、一人で遊んでいるあそび。砂場で遊んでいる子どもたちがそれぞれ1つずつ山を作ったり、同じ部屋の中で、積み木やブロックをそれぞれが組み立てて遊んだりする。「並行あそび」も同じ意味である。

④ 4歳頃からみられるあそび
・連合あそび … 複数人数の子どもが同じ場所で同じあそびをしているが、基本的に自分がしたい内容をそれぞれが行っているあそび。砂場で遊んでいる子どもが、1人は山、他の1人は泥団子、また別の1人は穴をつくったり、同じ部屋の中で積み木を行い、1人が城、1人がビル、1人がドミノを作ったりして

遊んでいる状況。
⑤　5歳頃からみられるあそび
・共同あそび … 同じあそびの中で役割分担ができ、協力して行うあそび。砂場あそびの中で、1人は山を作り、他の1人が山の中にトンネルを掘り、また別の1人が山のトンネルの中に流すための水を運んでくる等するあそび。

2．あそびで得られる力

(1) 身体的能力・精神的能力・社会的能力
1) 身体的能力
　幼児期はとくに、人の体力の土台をつくる時期であるため、様々な動きを行うことが必要である。あそびを通して、からだや頭、心が動き、そのことによって、血液の循環がよくなり、心肺機能を高め、神経回路を構築し、遊ぶことが体力づくりに貢献する。

2) 精神的能力
　自身のしたいようにとことん遊ぶことによって、欲求を満たし、情緒の安定を促すことができる。欲求を優先させることで、好奇心や積極性、探究心などを培うことができたり、勝敗を意識することで、競争心や挑戦する心、創造性などが育まれたりする。また、できないことができるようになることや、できない友だちをサポートすること、達成するための道のりを考えること等を通して、自信を深めたり、自己肯定感が育ったりして、自立心が養われる。

3) 社会的能力
　あそびを通して、遊具や道具の順番や貸し借り、あそび場所の共有など、人とのかかわりが増え、友だちとの協力や協調が必要となってくる。母親や父親といった安全な基地を基盤として活動していたものが、2歳を過ぎた頃から、親への依存から脱却し、行動や言葉を駆使して、他の子どもと交流し始める。それらの過程の中で、ルールや優しさを身につけたり、安全性を確認したりし

て、社会に出ていくための土台を形成する。

(2) 運動あそび・体育あそびで得られる力

規律や礼儀が必要とされる体育や、記録や勝敗を競い合うスポーツは、子どもの年齢や成長・発達に見合ったタイミングで実施することが求められる。なぜなら、子どもの自発性や欲求、運動量などが、ルールや練習方法などによって妨げられる可能性があり、その結果、十分にからだを動かせず、心身ともに不完全燃焼となり、ストレスとなることが予想されるからである。そのため、保育者や指導者は、子どもの年齢や成長・発達に見合った方法で、子どもたちに育ってほしい力を考えて、からだを動かす活動をしてもらいたい。

以上のことから、幼児期の子どもたちには、「運動あそび」や「体育あそび」を薦めるとともに、それらを指導するうえで必要となる知識や語句を以下に記す。これらのあそびで気を付ける点としては、①活動の説明時間を短くし、活動する機会や時間を多くもつこと、②子どもの体力・能力に見合った運動量を確保すること、③複雑な動きではなく簡単な動きを多くもつこと、④目で見て真似したくなる内容とすること、⑤子どもがあそびに夢中になって取り組んだ結果が、運動となっていること等があげられる。

1) 基本的運動スキル

運動あそびを計画する際に、以下に示した4つの、子どもたちが身につけるべき基本運動スキルを考慮することが大切である。

① 移動系運動スキル … ある場所から他の場所へ動く技術。
　　　　　走る・スキップ・ギャロップ・跳ぶ・よじ登る・昇る・かわす・くぐる・すべる等

② 非移動系運動スキル … 移動系運動スキルの対称となる技術。その場での運動技術。
　　　　　ぶら下がる・押す・引く等

③ 操作系運動スキル … 物に働きかけ、操る動きの技術。
　　　　　投げる・蹴る・打つ・たたく・捕まえる・受ける・担ぐ等

④ 平衡系運動スキル … 姿勢を保つ動きの技術。
　　　片足で立つ・バランス立ちする・乗る・渡る・浮く等
2）体力
　体力とは、様々なストレスに対する抵抗力としての防衛体力と積極的に活動するための行動体力を総合した能力であり、それぞれ図1－5－1のようになる。
　表1－5－1に体力・運動に関する用語と意味を示し、表1－5－2には、運動の内容別にみた必要なスキルと育つ機能・能力・感覚を示す。

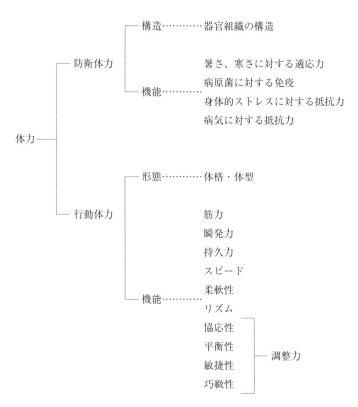

図1－5－1　体力の形態と機能

表1-5-1　体力・運動に関する用語と意味

用　語	意　味
筋　　力	筋の収縮による力
瞬　発　力	瞬間的に大きな力を出して運動する能力
持　久　力	長時間、継続して運動できる力 ・筋持久力：筋力を長時間使い続けられる力 ・呼吸、循環器系の持久力
調　整　力	異なった動きを1つにまとめ、運動を効率よく行う能力
協　応　性	異なった部位の動きを1つの運動にまとめる能力
平　衡　性 バ ラ ン ス	からだの姿勢を保つ能力 ・動的平衡性：動いている中で保つ平衡性 ・静的平衡性：静止した状態で保つ平衡性
敏　捷　性	からだを素早く動かし、方向転換したり、かわしたりする能力
巧　緻　性	からだを目的に合わせて正確に、素早く、滑らかに動かす能力 器用さ、巧みさ
リ ズ ム 感	音、拍子、無理のない連続的運動を含む調子を、うまく聞き取る感覚、うまく表現する感覚
柔　軟　性	からだの柔らかさのこと、様々な方向に曲げたり、伸ばしたりする能力
ス ピ ー ド	進行する速さ
身体認識力	手、足、膝、指などと、その動きを理解、認識する力
空間認知能力	からだの周囲の空間について知り、からだの方向、位置関係（上下、左右、高低）を理解する能力

表1-5-2　運動の内容別にみた必要なスキルと育つ機能・能力・感覚

内容	必要なスキル	運動で育つ機能・能力・感覚
マット	移動系運動スキル 平衡系運動スキル	巧緻性　柔軟性　筋力　空間認知能力　身体認識力　平衡性　回転感覚
跳び箱	移動系運動スキル	瞬発力　巧緻性　筋力　空間認知能力　身体認識力　柔軟性
鉄　棒	非移動系運動スキル 平衡系運動スキル	瞬発力　巧緻性　筋力　空間認知能力　身体認識力　平衡性　持久力　協応性　回転感覚　逆さ感覚
平均台	移動系運動スキル 平衡系運動スキル	身体認識力　空間認知能力　集中力
縄跳び	操作系運動スキル	瞬発力　筋力　空間認知能力　身体認識力　平衡性　協応性　リズム感
ボール	操作系運動スキル	空間認知能力　身体認識力　協応性　集中力

※活動する内容によってスキルや育つ機能・能力・感覚は変わる

3．季節のあそびと伝承あそび

（1）季節のあそび
　日本には、春・夏・秋・冬といった四季があり、それぞれの季節によって、気候や温度、天気の様子などが異なる。子どもたちにも、あそびの中に、その季節特有の内容を取り入れることで、あそびを通して季節を伝えていくことができるとともに、あそびのバリエーションを増やすことができる。もちろん、季節ごとに変化する自然とのかかわりを通して、子どもたちの心やからだを豊かにする効果もうかがえる。

1）春のあそび
　暖かくなってくる春には、たくさんの草花が咲き始め、風が気持ちよく、外に出て遊ぶには最適の時期である。

① 砂あそび
　・水を使って泥だんごを作って遊ぶ。
　・容器やスコップ等を使って、型を作ったり、穴を掘ったりして遊ぶ。

② 散歩
　・散歩へ出かけて、シロツメクサを摘み編んで、冠や首飾りを作ったり、オオバコで草相撲をしたりして遊ぶ。
　・虫（ダンゴムシやチョウ）や草花（たんぽぽやつつじ等）、動物（犬や猫など）を見つけ、自然に触れる。

③ 新聞あそび
　・新聞紙を切ったり貼ったりして、料理や容器などに見立てて遊ぶ。
　・新聞紙をお腹に巻きつけて、落とさないように走って遊ぶ。
　・新聞紙でボールを作って遊ぶ。

④ 固定遊具
　・ジャングルジムやうんてい、すべり台などを使って、くぐったり、渡ったりして遊ぶ。
　・鉄棒でぶら下がったり、ぶたの丸焼き、布団干し等をしたりして遊ぶ。

2）夏のあそび

暑い夏は、水の冷たさを感じて気持ちのよさを味わう。また、秋に向けて、からだをたくさん動かすことで、体力をつけていく。

① 水あそび
- プールやシャワー、ペットボトル等を使って、からだや顔に水がかかることに慣れる。
- プールに水を入れて、ワニ歩きやカニ歩きをしたり、フラフープを使って輪くぐりをしたりして、楽しみながら水あそびをする。

② 跳び箱あそび
- 跳び箱を一段ずつ並べて、跳び箱の枠をまたいだり、飛び越えたり、組み立てたりして遊ぶ。
- 跳び箱の枠で電車ごっこをしたり、いちばん上をひっくり返して中に入り揺らしたりして遊ぶ。
- 跳び箱を使って開脚跳び越しをさせる前に、手押し車やうさぎ跳び、低い馬跳び、タイヤ跳び等のあそびを十分にさせる。段数は3～6段の高さの異なる跳び箱をいくつか用意して、子どもの能力に応じた高さの跳び箱を跳ばせる。

③ 平均台あそび
- 台上を横歩き、しゃがみ歩きをしたり、2人で手をつないで歩いたりして遊ぶ。
- 二手に分かれて、平均台の上でドンじゃんけんをしたり、平均台にマットをかけて、何人乗れるかチャレンジしたりして遊ぶ。

3）秋のあそび

涼しく、気候の良い秋には、思い切り外で遊ばせたい。そして、からだを動かすことの気持ちよさや、友だちと力を合わせて遊ぶ楽しさを子どもに実感させたい。さらに、自然とのかかわりも楽しませたい季節である。

① リレーあそび
- まっすぐやカーブさせたラインを引き、線上を走って遊ぶ。
- 動物や乗り物の真似をしながら、リレーをして遊ぶ。

② マットあそび
　・動物歩き（ペンギン、くま、うさぎ等）や四つ這い歩き、あおむけになって歩く等、いろいろな歩き方をして遊ぶ。
　・やきいもごろごろ、でんぐり返し、うさぎ跳び等をして遊ぶ。
③ ボールあそび
　・十分な広さを確保し、ボールを蹴ったり、投げたりして遊ぶ。
　・友だちとボールを投げたり受けたり、自分でついたボールを取ったり、的に投げたり蹴ったりして遊ぶ。
　・ルールが理解できるようになれば、ドッジボールやサッカーあそびをする。
④ フラフープあそび
　・1人でフラフープを転がしたり、手や足、腰で回したりして遊ぶ（首は危険なので避ける）。
　・フラフープの中に入り、電車ごっこをして遊ぶ。
　・大勢いる場合は、トンネルくぐりやケンパー跳び等をして遊ぶ。
⑤ 落ち葉あそび
　・落ち葉を頭からかけたり、落ち葉にからだを埋もれたりさせて遊ぶ。
　・段ボールやビニール袋を敷いて、ソリあそびをする。

4) 冬のあそび

寒い冬でも、子どもには元気に遊びまわってほしい。寒いからと言って、外気に触れず、部屋の中で遊んでばかりでは、子どもの健康は保障できない。からだを動かして、温かくなるような楽しいあそびをたくさん経験させたい。
① お正月あそび
　・福笑い、かるた、コマ回し、凧揚げ、羽子板などで遊ぶ。
② なわあそび
　・なわの上を歩いたり、くぐったり、跳んだりして遊ぶ。
　・1人なわとびは、走り跳びから始めるとうまく跳べるようになる。また、なわをもたないで、架空のなわとびをすることも、イメージづくりに有効である。

- 前回し跳びのコツは、なわを短めにし、手首を使ってなわを回し、つま先で跳ぶこと。
- 大なわを使って、ゆうびん屋さん、一羽のカラス等、歌いながら跳んで遊ぶ。

③ 雪あそび
- 雪の上に足形や手形をつけて、雪の冷たさや感覚を肌で感じる。
- 雪を集めて、雪だるまやかまくらを作って遊ぶ。
- 斜面では、段ボールやビニールを尻に敷いて、ソリあそびをする。

(2) 伝承あそび

　伝承あそびは、それぞれの地域で暮らす人々によって、古くから、人から人へと伝えられてきたあそびのことである。指あそびやお手玉のように、主に、家庭で伝えられてきたものや、「かごめかごめ」「はないちもんめ」のように、複数の子どもたちに楽しまれ、受け継がれてきたあそび等、幅が広く、伝承あそびは、その時代・社会を反映している。子どものあそびが「動」から「静」、「外」から「内」、「集団」から「個」、「創造」から「既成」、「直接」から「間接」へとなった現在では、伝承しにくい状況がある。しかし、伝承あそびは、からだ、手指、言葉、認識、社会性の発達とかかわりがあり、子どもの心やからだの発達に欠かせない要素をもっている。また、特別なあそび道具や広い場所を必要とせず、いつでも、どこでも遊べるものであり、常に変化する子どもの活動的な欲求にあったあそびである。
　ここでは、代表的な伝承あそびを取り上げる。

1）お手玉「投げ玉」
　一人で遊ぶ。お手玉を片手、あるいは両手で空中に投げ上げ、それを受けて、また違うお手玉を順に投げ上げる。

2）あやとり
　「パンパンほうき」「ゴムひも」「ちょうちょう」「はしご」等の技が容易にできる。また、複数人数で行うあやとりもあり、1人が持っているあやとりを、他の1人が違った形に変化させながら行う。

3）まりつき「あんたがたどこさ」

まりつきは、ただついているだけでなく、いろいろな技がある。「あんたがたどこさ」では、節の最後で、まりを手の甲に乗せたり、片足を上げてくぐらせたり、からだを一回転してついたりする。さいごの「ちょっとかぶせ」の部分では、まりを両足の間から後ろにつき、スカートの中に入れたり、足と足の間に挟んだりする。

4）竹馬あそび

① 竹馬の乗り方

つま先に体重をかけて乗る。少し前に倒れるように乗るとよい。そして、つま先を引きずるように歩く。初めての子どもには補助が必要で、低い位置から始める。うまく歩けるようになったら、高さを徐々に上げる。

② あそび方

走る、階段登り、片足ケンケン、障害物走など。

5）鬼あそび

「増やし鬼」「しゃがみ鬼」「影ふみ鬼」「色鬼」「高鬼」「氷り鬼」「バナナ鬼」「手つなぎ鬼」などがあり、似たあそびとして「子とろ子とろ」や「けいどろ（どろけい）」「花いちもんめ」がある。

4．近年の子どものあそびとその課題

（1）時間・空間・仲間の不足

最近の子どもは、時間・空間・仲間といった、いわゆる3つの間（サンマ）が揃わないために、外あそびが十分にできないことが言われて久しい。保育園に通っている子どもは、平日においては、8時半〜17時くらいまで園で過ごし、あとは、家で過ごすため、外あそびに費やす時間が保育内に限られ、幼稚園に通う子どもは、帰宅後に習い事に行く子どもが5割ほどいるため、あそびに費やす時間が少ない。遊ぶ場所（空間）についても、公園では、ボールを使うことや大きな声を出すことが禁止されていたり、万が一、ケガを負った時の

責任の所在に関する問題のために、園庭や校庭を開放できていない園や学校があったり、交通事故の危険性や近所迷惑などのために、家の前の道ですら遊べなかったりする等、子どもの遊ぶ場所が、近所にすらないのが現状である。あわせて、少子化によって子どもの数が少なく、仲間の確保ができない。

　以上のことから、子どもたちだけの世界が乏しく、子どもの周りには大人がいることが多くなった。幼児期の子どものあそびには、とくに、年齢が低いほど、ルールや秩序性よりも、自由にのびのびとあそびに没頭できる時間が必要である。つまり、勝敗や規律などを求めるスポーツよりも、架空の世界や普段の生活の中を想像して、自由に役を演じられるごっこあそびの方が、子どもたちの欲求や自発性を満たすことができる。世界的にみても、スポーツ界では、活躍する選手の低年齢化が目立っているものの、特定のスポーツだけではなく、いろんなあそびやスポーツの機会を、子どもに提供してあげることが大人には求められる。そして、それらの活動に子どもたちが夢中になり始めたら、口を出さず、ケガや事故が起きないように見守ってあげられる器量が、大人には求められるだろう。あれやこれや注意をする大人がいれば、子どもは委縮して、正解を求めるようになる。小さなケガの経験を未然に防ごうとする大人がいれば、いざケガをした時に大きなケガになってしまう。そういったことにならないように、長い目で子どもの成長を見守り、子どもにとって何が大切なのかを考え、そのための援助方法を模索する必要がある。

（2）気をつけるべき内容

　近頃では、幼児期の子どもにおいても、すぐに「疲れた」と言う子どもや、朝から、疲れた様子がみられる子どもが確認されている。周りの大人の口真似をしたり、生活のリズムが乱れていたり、日中の活動内容が多すぎたりといった問題などが原因として考えられる。

　大人の夜型化した生活が子どもたちの生活をも夜型化させ、夜、適した時刻に眠れていない子どもが多く存在する。そのような子どもたちに対して求めることとして、午前中の戸外あそびが言われている。戸外で遊ぶことで、運動量が多くなるとともに、情緒も解放でき、心地よい疲労感や心的なゆとりが生ま

れるためである。さらに、子どもの体力がついてきたら、午睡後の時間帯においても、再度、戸外あそびをしてほしいものである。子どもは成長とともに体力がつき、午睡をするだけで、午前中の疲れを回復してしまうため、夜の空腹を促すためにも、眠りを誘うための心地よい疲れを得るためにも、午睡後の戸外あそびが必要である。この点を、家庭や園が留意して、子どもの1日を考えていただきたい。

　一方で、運動や戸外あそびが難しい場合も考えられる。とくに、保護者が共働きの場合は、家と園との往復だけで精いっぱいであることも予想される。時間に余裕があり、少しの距離であれば、徒歩通園をしたり、買い物へ行く手段も車や自転車ではなく、徒歩という選択肢を入れたりすることを薦めたい。とくに、車やエレベーター等の移動手段の多い世の中であるために、「歩くことは運動の基本、走ることは運動の主役」という考えを、保育者や保護者にはもっていただき、子どもたちに伝えて、実践してほしいものである。

　また、移動の際の車や電車の中においても、スマートフォンやタブレットを操作している子どもを多く見かける。赤ちゃんに対しても、保護者自らが手渡して、動画を視聴させていることも多い。これらの機器は魅力的であり、いつでもどこでも情報が得られ、気軽に操作ができる。しかしながら、それらの良い点だけではなく、ドライアイや無表情になること、中毒性のあること等、子どものからだや心に与える影響についてもよく考えてから、節度やルールをもって、大人は子どもに与えてほしい。

【参考文献】
谷田貝公昭　高橋弥生：実践 保育内容シリーズ1 健康，一藝社，2014．
さわだスポーツクラブ：子どもの未来づくり 幼児の体育，大学教育出版，2010．
前橋　明：子どもの未来づくり1 －食べて 動いて よく寝よう－，明研図書，2010．
前橋　明：子どもの未来づくり 健康〈保育〉，明研図書，2007．

第6章
安全管理と安全教育

1．安全教育の必要性

　幼稚園や保育所などにおいて乳児期の安全を確保するためには、周囲の保育者の保護と管理が必要である。幼児期になるとそれぞれ年齢に合わせた安全教育を子ども本人に指導することが大切である。

　幼稚園、保育所などにおける事故のリスクは、大きく3つに分けられる（表1－6－1）。

① 子どものもつリスク
② 保育者のもつリスク
③ 施設・設備のもつリスク

　子どもの事故を未然に防止するためには、幼稚園や保育所などにおける安全教育の指導だけではなく、同時に家庭に対する安全教育も必要である。また、幼稚園や保育所などにおいては、施設や設備の安全点検、地震や火災、不審者

表1－6－1　3つのリスク

①　子どもの持つリスク	・身体機能の未熟 ・危険や安全に対する理解の不足 ・子どもの性格にかかわるもの
②　保育者の持つリスク	・子どもの特性の理解不足 ・リスクマネジメントの意識および能力不足
③　施設・設備の持つリスク	・施設 ・設備自体の構造上の問題 ・管理および点検の不十分に起因するもの ・遊具自体の持つ危険

〔田中哲郎：保育園における事故防止と危機管理マニュアル，日本小児科医事出版社，2011〕

表1-6-2 3つのリスクを減らすための対策

子どもの持つリスク対策	・子どもたちの情緒・体調の把握と配慮 ・子どもたちの持ち物や服装の点検 ・危険な行動への注意喚起 ・危険を回避するための安全指導
保育者の持つリスク対策	・組織・体制づくり 　(情報交換・チームワーク作り、園庭・プール・固定遊具などの遊び方の確認・ルールの統一、保育中の保育者の配慮など) ・状況把握 　(子どもの心身に関する個々の発達や特徴の把握、子どもの行動予測など) ・事故防止の配慮を取り入れた指導計画の立案 　(活動の切り替えをはっきり行う、安全面に配慮したカリキュラムの見直し等) ・事故・災害発生時および発生後の組織・体制の整備 　(災時時の措置に関する分担、連絡、通報、対応など) ・事故防止に関する知識や理解を深める 　(事故記録の作成と分析・研修・自己チェック等)
施設・設備の持つリスク対策	・安全点検 ・管理・整備 　(修理、危険物の保管、緊急時に必要なものや救急用品等の整備)

〔田中哲郎：保育園における事故防止と危機管理マニュアル，日本小児科医事出版社，2011〕

侵入時の避難訓練などの他にも、子どもの居住区域内の危険箇所を知っておく等、子どもを取り巻く環境内の安全に関心をもって事故防止を図ることが必要である。

幼稚園や保育所などにおいては、様々な角度から子どもたちの安全を確保しなければならない。

(1) 園の建物内・園具における安全確保

幼稚園・保育所内の建物や園具に関係した事故や災害は多種多様である。例えば、遊具での事故、用具での事故、転落、転倒や衝突、誤飲などである。この時期の子どもは、危険なあそびを好んでしたがる時期でもあるので、保育者はそれに代わるものを与えたり、あそびを転換させたりして災害を未然に防ぐように配慮することも必要である。保育室や遊戯室の机や椅子などの保管は適

切にし、破損部分は直ちに修理する必要がある。また、不要なものは片づけて、子どもが広いスペースで安全に遊べるようにすることや、子どものあそびに支障がないように、子どもの動線を考えて安全な場所に園具を置く工夫も大切である。また、子どもが触れてはならない園具については、子どもの目に触れない場所に置くようにしたり、ほかの場所に移せないものは、子どもに分かりやすく危険性を示す等の工夫が大切である。園具に関する事故では、安全管理が十分でないために発生することが多いので、室内の安全点検を常に実施して、安全の確保を図ることが重要である。

（2）望まれる安全管理方法

　その他の安全管理面では、日常の安全点検を実施して、点検の結果、危険と思われた時には、直ちに危険物の除去、施設・設備の修繕、危険箇所の明示、立ち入り禁止、使用禁止などの適切な措置が必要である。また、園庭で飼育する動物については興奮したり噛みついたりしやすい動物、園庭で栽培する植物については触れるとかぶれる等、強い毒性をもった植物は避けるというような配慮が必要である。

　子どもが安全に生活していくためには、子どもをとりまく大人が安全に対して共通意識をもつことが大切である。幼稚園・保育所で安全について指導をすることだけで子どもを守ることは困難である。幼稚園・保育所を中心に、家庭、地域、関係機関などが一体となり、それぞれの役割を果たし、お互いに協力し合うことにより、大きな成果をあげることができる。とくに、幼稚園・保育所と家庭との機能的な協力体制を生み出すための共通理解と協力体制を確立することが重要である。緊急時における情報提供、マニュアルづくり、保育者と子どもだけではなく、保護者も含めて事故災害に対する基礎知識を習得すること、避難訓練などを実施し、緊急時に即応できるようにすることが重要である。

　幼稚園や保育所などにおいて、乳幼児期から安全教育を行って事故を防止するとともに、生涯を通して安全な生活を送れるようにすることが重要である。そして、幼稚園や保育所などでの安全指導を積極的に展開するためには、組織的、計画的に安全指導をすることが必要であり重要である。

2．子どもの発達と事故

(1) 園庭・運動場における安全の確保

　幼児期の心身の発達の特性をみると、身体的な発達に伴って、活動が活発になり、活動範囲も広がり、挑戦的なあそびや冒険的なあそびを好むようになる。また、自己中心的で、衝動的な行動をとりやすいこと、あそびの技術が未熟なこと等によって事故が多発している。園庭でのあそびは、自主性、自発性が発揮される大切な場面であるが、園庭でのあそびも間違えれば、友だちを傷つけたり、思わぬ事故が発生したりする。

　子どもは外に出ると開放的、活動的になる。園庭での事故事例をみると、自己中心的、衝動的な行動が原因で事故が発生している。園庭に関係した事故を防止するためには、日常のあそびの中で危険な行動について機会をみて臨機応変に指導をすることが大切である。また、子ども一人ひとりの動き、情緒の傾向を把握し、その場に合った指導と保護を行い、自分で身を守る能力の低い子どもの安全を確保するとともに、子どもの安全能力を高めるようにすることが大切である。

(2) 運動中の注意

　運動中にケガや事故が起こらないように、下記のことに注意する必要がある。
・運動中、興奮しすぎていると危険が生じやすいので、一度、気持ちを静めることが大切である。
・個々の子どもの健康状態や疲労度を観察し、運動量や内容の調整をすることが大切である。
・疲れてくると、注意散漫になったり、事故が起きやすくなるので、途中に休憩などを入れたりしながら活動をする。
・運動することに慣れてくると、大胆な行動や危険な行動が出がちになるので注意する。
・日常の活動が大胆な子や、注意が散漫になりやすい子には、適時言葉かけ

をする。
・年齢が異なる子がいっしょに遊んでいるときは、衝突することも予想できるので、衝突しやすい場所には保育者が立ち、注意する。

(3) 動線への配慮

　子どもの動線を考えると、特有の動きや危険と思われる行動がある。

　運動場面ではスピードが加わると急に止まることができないことや、遊具特有の動きに対応ができないことから、ケガや事故につながりやすいので、環境設定や注意を促すことが必要になる。年齢により、注意するポイントは異なる。また、活動によっても異なる。

　子どもの事故を未然に防ぐには、子どもの身体的発達や心理的発達、運動能力の発達を理解しておく必要がる。子どもの事故の種類や原因は、これらと密接に関係しているからである。

　子どもの事故やケガ、災害は、一日の大半を過ごす幼稚園・保育所で多発しているのが現状である。幼稚園・保育所では、年間1万5,000件以上の事故・災害が発生している。子どもの事故は年々増加傾向にあり、幼稚園・保育所などにおける事故や災害は大きな問題となっている。

　幼稚園・保育所での事故発生状況をみると、年少児ほど身近な生活の場とその中での生活行動に関係した事故が多く発生している。また、年長児になると生活圏が拡大され、それに伴った事故が多くみられる。しかし、事故の原因を早期に発見し、その危険を除去することによってそれらは防止することができる。幼稚園や保育所においては、安全管理と安全教育の徹底を図る必要がある。

　事故の原因の4分類を挙げると、危険な環境、危険な行動、危険な心身の状態、危険な服装である。

　危険な環境とは、子どもを取り巻く生活環境や自然環境などの危険のことである。例えば、暗すぎる、明るすぎる、狭すぎる、広すぎる、高すぎる、低すぎる、突き出ている、へこんでいる、浅すぎる、深すぎる、寒すぎる、暑すぎる、小さすぎる、大きすぎる、長すぎる、短かすぎる、見えにくい、聞こえにくい、聞き間違えやすい、細すぎる、太すぎる、軽すぎる、重すぎる、光りす

表1-6-3　園内でのリスクを減らす対策

乳児室・保育室	床	クリップ、画鋲、ステイプラーの針、ボタンなどが落ちていないか
	床面	濡れていないか、水滴がないか
	ピアノ・オルガン	ふたは閉めてあるか
	遊具・玩具・用具	整理、保管されているか
	ベビーベッド	柵の金具に緩みはないか、マットレス・敷き布団上面の状態、柵との隙間に危険な状態・物はないか
昇降口・廊下・階段	床面	濡れていないか、水滴がないか
	すのこ	濡れていないか、水滴がないか、つま先・足を挟み込むような隙間がないか
トイレ	床面	濡れていないか、水滴がないか
	便器周辺	濡れていないか、水滴がないか
水飲み場	床面	濡れていないか、水滴がないか
	すのこ	濡れていないか、水滴がないか、つま先・足を挟み込むような隙間がないか
	マット等敷物	滑らないか、めくれあがっていないか
足洗い場	地面	ガラス・プラスチック・金属等の破片、ステイプラーの針、クリップ、小石、枝・板の破片などがないか
	足拭き場	滑りにくい状態になっているか
園庭・固定遊具	地面	ガラス・ガラス瓶・プラスチック・金属の破片、枝、石等が落ちていないか、縄跳び・ロープ類が放置されていないか
	排水溝	ふたが安定した状態で設置されているか
	固定遊具	雨・露・霜などで濡れていないか、滑り台の踊り場・滑走面・着地部・周辺に石、枝、木片、遊具等が放置されていないか
	砂場	ガラス・ガラス瓶・プラスチック・金属の破片、枝等がないか、ネコの糞などがないか
	蜂の巣・蚊の発生	季節により、園舎の軒先、樹木などに作られる蜂の巣、園舎周辺・園庭周辺での蚊の発生の有無を確認する

〔田中哲郎:保育園における事故防止と危機管理マニュアル，日本小児科医事出版社，2011〕

ぎる、目立たない、簡略すぎる、複雑すぎる、障害物がある等である。

　危険な行動とは、子どもが規則や約束ごとを守らない、自分の能力以上のことをしようとする、自分中心の行動をとる等、子どもの側に存在する各種の危険行動のことである。例えば、無知、機能の未発達、仮想と現実の混同、無謀、冒険的、好奇心による悪戯、規則違反、自己流作業、技能の未熟、礼儀や作法の無視、精神的に幼稚、誤解、誤認、錯覚などである。

　事故は、精神状態の不安定や身体的な欠陥によって起こる。危険な心身の状態とは、心配ごとがある、怒っている、叱られる、あわてる、注意が散漫である、夢中になる、はしゃいでいる等である。身体的な欠陥とは、睡眠不足、疲労、病気、空腹などである。

　危険な服装とは、装飾が多すぎる、肌を露出しすぎる、くるみすぎる、重量が重すぎる、脱ぎにくい、長すぎる、短かすぎる、厚すぎる、薄すぎる、色彩が明るすぎる、暗すぎる、被り物が目や耳の働きを妨げる、履物の底が薄すぎる・高すぎる、履物が脱げやすい・脱ぎにくい、はだし等である。

3．安全教育と安全能力

　子どもの生活において、いつ、どこにいても安全な生活が送れるようにするためには、次のような安全能力を子どもに授け与えることが必要である。安全能力は、4つに分類することができる。

① 危険を早い時期に発見し、除去する能力。除去できないものについては、それを回避する能力
② 数種の危険が存在しても、それぞれを重なり合わせない能力
③ 事故が生じた場合は、その事故を災害に至らさないようにする能力
④ 災害が生じた場合は、それを最小限にくいとめる能力

　この安全能力は、①②をあわせて事故予測能力、③④をあわせて事故対処能力という。

　事故予測能力は、まだ事故が発生しないうちに事故を予測して、事故を未然

に防ぐ能力である。

事故対処能力は、事故が発生してから、それに立ち向かう能力である。

いずれも大切な安全能力であるが、事故が発生してから対処する能力よりも、事故が発生する前に危険を回避する事故予測能力を育てることに重点を置くべきである。

そのためには、運動能力や体力を高めること、精神的な安定を図ること、道徳、社会性を高めることが必要になってくる。危険を予測して、それを回避することには、運動能力が大きく関わってくる。目や耳などで危険を察知し、感覚器官を通してそれを情報として知覚し、脳で判断して、危険を回避するための運動の発現をさせる重要な役割を果たしている。これらの一連の動作は運動能力というもので、年齢の発達段階に応じて開発をしていくことが重要となる。危険を予測して、危険を回避するために重要な運動能力の要素としては、敏捷性、柔軟性、瞬発性、運動協調能力などを挙げることができる。運動能力を開発し、能力を高めることによって、事故を防止する能力を高めることができるのである。

4．交通安全教育

(1) 交通事故の原因

子どもの交通人身事故で多いのは、道路横断中、自宅付近、夕方の時間帯、自転車の事故、小学生の男子児童である。自転車では、交差点での安全確認が不十分なことや一時停止しなかったことが原因になっている。また、歩行中では飛び出しが原因であることが多くなっている。

(2) 幼児の交通事故の特徴

幼児の事故では、保護者といっしょに渡ろうとして保護者の後を追いかけて車にひかれて死亡するといった事故が発生している。他にも買い物の途中、幼稚園・保育所への送迎時、帰宅時に幼児を降車させた直後などが挙げられる。

子どもは興味があると、そのことに夢中になり、周囲の状況が目に入らなくなってしまい、危険なことの判断ができなくなってしまう。子どもたちには、「道路には、危険がいっぱいである」ことを教える必要がある。

また、子どもを取り巻く大人は、子どもから目を離さないように注意が必要である。

(3) 交通安全の学習

新入園、新入学、新学期には交通安全教室を開き、子どもといっしょに交通安全について考える機会を設けることが望ましい。通学路だけでなく、塾やあそびのために利用する道路に潜む危険を子どもの目線で見る必要がある。

1) 歩く時の約束

① 道路を渡るときは、横断歩道を渡る。
② 信号が赤の時は止まり、青の時は右と左をよく見て、車が来ていないことを確かめてから渡る。
③ 道路を横断中も、右と左をよく見て、車が来ないかを確かめる。
④ 道路や車のそばでは、絶対に遊ばないようにする。
⑤ 道路には飛び出さないようにする。

2) 自転車に乗る時の約束

① 自転車は、車道通行が原則である。
　子ども（13歳未満）が自転車に乗る時は、歩道を走ることができる。
② 歩道では、車道寄りをゆっくり進む。
　歩行者が多い時は、自転車からおりて、押して歩く。
③ 交通ルールを守る。
　自分、他の人を守るために、二人乗りをしない。自転車で並んで走ることはしない。まわりが暗くなったら、かならずライトをつける。信号を守る。「止まれ」の標識があるところは一度止まってから右と左の安全を確認するようにしなければならない。
④ ヘルメットをしっかりかぶる。
　保護責任者は、小学生・幼児に乗車用ヘルメットをかぶらせるように努

める。

3）車に同乗中の事故防止

　車に同乗中の交通事故で、車外に投げ出される被害にあわないために車に乗る時は、必ずシートベルト、チャイルドシートを使用する。後部座席のシートベルト着用も義務化されている。「車に乗ったら全席シートベルト着用」を習慣にする。

　小さいうちから、具体的に道路での危険な行動や交通ルール・マナーについて繰り返し教え、大人の真似ではなく、自分自身で危険なことの判断や、なぜ交通ルールやマナーを守ることが大切なのかを理解させ、「自分の命は自分で守る」ことを身につけさせるようにする。

　子どもは抽象的な言葉、例えば、「危ない」「注意しなさい」では理解できないことが多い。具体的に「なぜ、危ないのか」「どう注意したらよいか」を教えることが大切である。それには、実際に利用する道路での歩き方や横断の仕方を教えながら、同時に歩行者とは違う動きをする車やバイクについても教えなければならない。

5．防災訓練

（1）非常時の指導

　安全の確保、危険回避はその局面において、保育者のかかわりは多様である。子どもの安全をまず最優先で考え、何度も繰り返し、様々な場面や局面で伝え、学ばせていく。子どもが負傷してしまったり、危険や事故に遭遇してからでは遅すぎる。

　日々の保育の中で、園外・所外活動をする時は、防犯や安全について学ぶ絶好の機会でもある。身支度をし、点呼をして人数を確認する、友だちと手をつなぎ保育者の後について歩くといったことも、「今、何をしなければならないのか、これから何をするのか、どういう行動が求められているのか」といったこ

とを見通して考える重要なポイントになる。

子どもたち自らが、危険を回避する能力、判断力を身につけることも大切である。

(2) 防災訓練

災害は、いつ、どこで起きるかわからない。子どもたちが過ごしている幼稚園、保育所などで災害が発生した場合、危険や混乱が予想される。

これらをなくすためには、日ごろから訓練を行い、子どもたちがそのような状況になった時に落ち着いて対応できる行動力を身につけておくことがことが大切である。

防災訓練には火災を想定したもの、自然災害（地震、水害など）を想定したもの、不審者の侵入を想定したもの等がある。

防災訓練は、定期的に繰り返し計画・実施することが大切である。

1）防災訓練の実施

① いざという時に慌てずに適切に行動できるようにする。
② 毎月、定期的に実施し、避難行動を繰り返し確認する。年間スケジュールを作成し、毎月、日を決めて、全職員、全園児で行う。
③ 訓練の内容や日時は、防災管理者の指示に従う。保育者は、災害時に誰が何をするのか役割分担をしておく。
④ 避難場所を決めておき、経路の確認や訓練方法の確認など、保護者にも連絡をする。
⑤ 園内放送、非常ベルで避難を促す。
⑥ 慌てず、避難する。保育者は、子どもに不安や恐怖感を与えないように、落ち着いて子どもに働きかける。
⑦ 各クラスの状況を把握した後に避難する。避難前、避難後の子どもの人数を確認する。

2）防災訓練の留意点

① 子どもの出席状況を把握しておく。
② 園内放送や保護者の伝達を正しく聞くことのできる学習を徹底する。

③ 非常用具、救急薬品の整備と置き場所の確認、および、その使用方法についての学習を徹底する。
④ 避難場所、誘導方法の確認をする。
⑤ 災害に対する情報収集をする。
⑥ 保護者との緊急連絡網を確認する（平日に緊急連絡網で連絡を回す練習をする）。

（3）避難方法
 1）火災の場合
・ドアや窓を閉める。開けておくと空気が入って酸素を取り込むことになり、火のまわりを早める。
・出火の場所を確認し、出火場所と反対方向の安全な場所、風上方向に移動させ避難する。
・避難場所へ移動する時は、乳児はベビーカー、おんぶひも、誘導ロープ等を使う。
・煙がある時は、ハンカチ（できればぬれたもの）で口を押さえ、姿勢を低くして避難する。
・避難誘導係が人数を確認し、管理者に報告する。
・管理者の指示に従って解散する。

 2）地震の場合
・ドアや窓を開ける。建物がゆがんで開かなくなる危険があるため、避難口を確保する。
・落下物や足元に注意して、安全な場所に子どもを避難させる。
・外へあわててすぐに飛び出さない。
・避難誘導係が人数を確認し、管理者に報告する。
・管理者の指示に従って解散する。
　地震を想定した防災訓練では、ガラスや窓のあるところから退避し、机の下に身を置くこと、「お・か・し・も」（「お」おさない、「か」かけない、「し」しゃべらない、「も」どらない）を実践し、しっかりと保育者

表1-6-4　非常時の持ち出し備品・備蓄品チェックリスト

分類	品目
食品	☐ 飲料水
	☐ 食料
	☐ 簡易食糧（乾パン、缶入りドロップ*）
情報収集用品	☐ 携帯電話
	☐ 携帯ラジオ
	☐ 連絡先一覧（緊急連絡網）
	☐ 広域避難地図（ポケット地図でも可）
	☐ 筆記用具
便利品	☐ 防災ずきん、ヘルメット
	☐ 懐中電灯
	☐ ろうそく
	☐ 笛やブザー
	☐ 万能ナイフ（ハサミ、缶切り、栓抜き）
	☐ 使い捨てカイロ
	☐ マスク
	☐ ビニール袋
	☐ アルミ製保温シート（軽量のブランケット）
	☐ 毛布
	☐ スリッパ
	☐ 軍手か皮手袋
	☐ 着火できるもの（マッチ、ライター、ユーティリティライター）
	☐ 給水袋
	☐ 雨具
	☐ レジャーシート
	☐ 簡易トイレ
衛生用品	☐ 救急セット
	☐ 常備薬、持病薬
	☐ タオル
	☐ トイレットペーパー
	☐ 着替え（下着含む）
	☐ ウェットティッシュ
その他	☐ 紙おむつ
	☐ おんぶひも
	☐ 粉ミルク、哺乳瓶、離乳食
	☐ その他（　　　　　　　　　　　　　　　　）

＊乾パン・缶入りドロップ等の「音」の出るものは、救助を要する際などに思いがけず役立つことがある。

の指示に従い、迅速に行動することが重要である。最近では、「お・か・し・も・な」と、「『な』泣かない」が加わっている。
  3）台風の場合
   ・情報をよく聴く。ラジオやインターネット等で状況を把握し、早めに保護者と連絡を取る。
   ・懐中電灯を準備しておく。
   ・道路の状況、立木の倒木、河川の状況など、園周辺の状況を把握する。
  4）津波の場合
   ・園外保育中、散歩中に津波警報が発令されたら、直ぐに園に戻るか、近くの安全な場所に避難させる。
   ・人数を確認し、園に連絡を取る。
   ・情報をよく聴く。ラジオやインターネット等で状況を把握し、早めに保護者と連絡を取る。

（4）避難時の持ち物
　持ち出し用避難袋（バック）に入れておくものは、表1－6－4のとおりである。また、避難袋の中は定期的に点検する。

（5）救急箱に入れておくもの
　救急箱の中には、以下のものを常備しておく。また、救急箱の中は定期的に点検する。

三角巾、包帯、清浄綿、ガーゼ、消毒ガーゼ、滅菌ガーゼ、ガーゼ止め用テープ、絆創膏、抗生物質の軟膏、ティッシュペーパー、消毒薬、傷用薬、虫刺され・湿疹用軟膏、目薬、風邪薬、頭痛薬、胃腸薬、腹痛薬、便秘薬、ハサミ、爪切り、安全ピン、ピンセット、毛抜き、冷却スプレー、体温計、保冷枕、水枕、綿棒、緊急連絡網

【参考文献】
警視庁：なくそう子どもの交通事故，東京都公式ホームページ

第２部　近年の子どもの抱える問題とその対策

第1章
乳幼児期の睡眠と生活リズム

1．生活リズムと生体リズム

　起床、食事に始まり、活動や休憩をくり返し、就床に至る生活行動を、私たちは、毎日、周期的に行っており、そのリズムを生活リズムと呼んでいる。私たちのまわりには、いろいろなリズムが存在する。たとえば、朝、目覚めて夜眠くなるという生体のリズム、郵便局の多くが午前9時に営業を始めて午後5時に終えるという社会のリズム、日の出と日の入りという地球のリズム等があり、私たちは、それらのリズムとともに生きている。

　原始の時代においては、地球のリズムが、即、社会のリズムであった。その後、文明の発達に伴い、人類の活動時間が延びると、社会のリズムが地球のリズムと合わない部分が増えてきた。現代では、夜間勤務の仕事が増え、子どもたちの生活のリズムも、社会のリズムや親の生活リズムの夜型化に応じ、大きく変わってきた。とくに、夜間、テレビやビデオに見入ったり、両親の乱れた生活の影響を受けたりした子どもたちの睡眠のリズムは、遅く、ずれている。

　原始の時代から地球のリズムとともに培われてきた「生体のリズム」と今日の子どもたちの生活リズムは合わなくなり、心身の健康を損なう原因となっている。深夜レストランや居酒屋などで幼児を見かけるたびに、保護者に対し、「午後8時以降は、おやすみの時間」と訴えたくなる。

　子どものからだには、夜眠っている間に、脳内の温度を下げて、からだを休めてくれるホルモン「メラトニン」や、成長や細胞の新生を助ける成長ホルモンが分泌されるのだが、今日では夜型化した大人社会の影響を受けて、子どもたちの生体リズムに狂いが生じ、その結果、ホルモンの分泌状態が悪くなり、

様々な生活上の問題を発現している。

たとえば、「日中の活動時に元気がない」「昼寝のときに眠れない」「みんなが起きる頃に寝始める」といった現象である。さらに、低体温や高体温という体温異常の問題[1]も現れてきている（前橋，2004）。これは、自律神経の調節が適切に行われていないことを物語っており、もはや「国家的な危機」といえよう。

改めて、幼児の生活リズムの基本であるが、就寝は遅くとも午後9時頃（できれば、午後8時）までに、朝は午前7時頃までには自然に目覚めてもらいたい。午後9時に眠るためには、夕食は遅くとも午後7時頃までにとる必要がある。夜遅く眠ることも、ときにはあるだろうが、遅い日があっても、朝は常に一定の時刻に起きることが大切である。朝の規則正しいスタートづくりが、何より肝腎である。

みんなで、将来の日本を担っていく子どもたちの健康を真剣に考えていかねばならない。今こそ、子どもたちの生活リズムの悪化に歯止めをかけるときである。

2．遅寝・睡眠不足の子どもたち

近年の5歳児の就寝時刻[2]は、平均午後9時46分、午後10時以降に就寝する幼児は男児で5割を、女児で4割を超えた（インターナショナルすこやかキッズ支援ネットワーク，2005）。育児の基本である「早寝」が大変困難になってきている。なぜ、子どもたちは、そんなに遅くまで起きているのだろうか。

午後10時以降の活動で最も多いのは、「テレビ・ビデオ視聴」であった。適切なテレビ視聴についての保護者の意識を高めると同時に、不要なときは子どもをテレビからなるべく早く離すべきであろう。同時に、外食や親の交際のために、子どもたちを夜間に連れだすのも控えてもらいたい。

保育園児の睡眠時間は、平均9時間15分程度と短いが、9時間程度しか眠らない幼児[3]は、翌日に精神的な疲労症状を訴える（前橋ほか，1997）ことも明らかにされており、短時間睡眠で「注意・集中の困難さ」や「イライラ感」を

発症する子どもたちの存在が懸念される。やはり、夜には、10時間以上の睡眠時間を、幼児に確保させることは欠かせない。

　朝食をきっちりとらない子どもも心配である。生活習慣調査（インターナショナルすこやかキッズ支援ネットワーク，2005）では、毎日、朝食を食べている子どもが85％程度しかいない。また、朝食の開始時刻が遅く、食事量が少なく、菓子パンだけを食べるというように内容が悪いため、便の重さとかさが作れず、その結果、排便をすませて登園する保育園児が、5歳になっても15％程度しかいない。また、朝食を食べていても、テレビを見ながらであったり、一人での食事になっていたりする。この習慣は、マナーの悪さや集中力のなさ、そしゃく回数の減少のみならず、家族とのふれあいの減少にまでつながる。せめて、テレビを消して、家族とふれあいをもちながら食事をする努力が必要であろう。

　保護者の悩みとして、睡眠不足のほかに、肥満や偏食、疲労、運動不足も多く挙げられていたが、こうした問題は、生活の中に「運動あそび」を積極的に取り入れることで、解決できそうである。運動量が増せば、睡眠のリズムが整い、食欲は旺盛になる。これらの習慣化によって、登園してからの子どもたちの心身のコンディションは良好に維持されていく。何よりも、起床時刻や朝食開始時刻の遅れを防ぐには、就寝時刻を少しずつ早めていくべきである。これによって、朝の排便が可能となり、子どもたちが落ちついて日々の生活を生き生きと送ると同時に、豊かな対人関係を築くことができるようになるだろう。

3．増える体温異常

　近年、保育園や幼稚園への登園後、遊ばずにじっとしている子や、集中力や落ち着きがなく、すぐにカーッとなる子が目につくようになった。おかしいと思い、保育園に登園してきた5歳児の体温を計ってみると、36℃未満の低体温の子どもだけでなく、37.0℃を超え37.5℃近い高体温の子どもが増えていた。調査では、約3割の子どもが、低体温や高体温であることがわかった。朝の2時間で体温変動が1℃以上変動する子どもの出現率も増えてきた。体温は、3歳

頃から日内リズムがつくられるが、変動のない子どもも7.2％いた。

　そこで、体温調節がうまくできないのは、自律神経の働きがうまく機能していないからと考え、子どもたちの生活実態を詳細に調べてみることにした。すると、「運動不足である」「睡眠時間が短い」「朝食を十分にとっていない（もちろん、朝の排便がない）」「エアコンを利用し、温度調節された室内でのテレビ・ビデオ視聴やゲームあそびが多い」という、健康的な生活習慣の未確立と、睡眠リズムのずれや乱れ[1]が共通点としてみられた。

　保護者からは、「不規則な生活になると、ちょっとできなかったりしただけで、子どもがカーッとなったり、物を投げるようになった」と報告があった。保育者からは、「イライラ、集中力の欠如で、対人関係に問題を生じたり、気力が感じられなくなったりしている」とのことであった。生活リズムの崩れは、子どもたちのからだを壊し、それが心の問題にまで影響してきているのであろう。生活のリズムが悪いと、それまで反射的に行われていた体温調節ができにくくなる。

　次に、「問題解決のカギは、運動量にある」と考え、子どもたちを戸外で思いきり遊ばせてみた。その結果、登園時の体温が36℃台と36℃未満の低体温の子どもたちは、午前中の運動あそびによる筋肉の活動で熱を産み、体温が上がった。一方、登園時の体温が37℃以上であった幼児の体温は下がった（前橋、2004）。低体温の子も高体温の子も、ともに36℃から37℃の間の体温に収まっていったのである。からだを動かして遊ぶことで、幼児の「産熱」と「放熱」機能が活性化され、体温調節能力が目を覚ましたのだろう。

　さらに、体温異常の子どもを含む181人に、毎日2時間の運動を継続的に18日間行った。これによって、体温調節のうまくできない子どもが半減したのである。飛んだり、跳ねたりすることで、筋肉は無意識のうちに鍛えられ、体温も上がる。その結果、ホルモンの分泌がよくなり、自然に活動型の正常なからだのリズムにもどるのである。今の幼児には、運動が絶対に必要であり、そのためには、大人が意識して運動の機会を設けることが欠かせない。

4. 乳児期から始まっている脳機能のかく乱

　赤ちゃん時代、子どもは、寝たり起きたりをくり返して、1日16時間ほど眠っている。一見、赤ちゃんは昼夜に関係なく眠っているようだが、昼と夜とでは、眠り方が少々異なっている。日中は、部屋にささやかな陽光が入る中で眠ることで、赤ちゃんは少しずつ光刺激を受けて、昼という情報を脳内にインプットし、生活のリズムを作っていくのである。

　ところが、現代では、建物の防音と遮光カーテンの普及で、昼でも部屋の中を真っ暗にできたり、逆に、夜は遅くまで親の見るテレビの光刺激を受けての情報が脳内に入ったりして、今の子どもは、乳児の頃から、昼と夜の区別ができず、脳機能にかく乱を生じているのである。つまり、自然の陽光刺激を適切に得ることができず、昼夜の違いを認識できなくなっている。さらに、1歳ぐらいになると、1日中、しかも、夜遅くまでテレビをつけている環境の中で、寝たり起きたりを繰り返していく。2歳ぐらいになると、テレビだけでなく、自分でビデオを操作することができはじめ、夜でも光刺激を受ける時間がグーンと長くなり、3～4歳頃には、子どもの昼夜のリズムは、すでにおかしくなっている。

　要は、子どもにとって、太陽のリズムに合わせた生活をもっと大切にしてあげ、昼間にはしっかり陽光刺激を受けさせて活動させたいものである。もちろん、夜は、光刺激を受けない状態で、静けさ、安らぎ、きれいな空気の中で眠らせたい。このことは、赤ちゃん時代から大切にしてあげる必要がある。

5. 生活リズム改善への提案

　早寝早起きで睡眠のリズムを整え、きちんと朝食を食べて徒歩登園すれば、体温はおのずと高まる（前橋，2000）。それが子どもたちの心身のウォーミングアップにつながり、いろいろな活動に積極的に取り組むことができるようにな

る。保護者は、頭では理解していても、今日の夜型化した生活の中での実行となると、なかなか難しいようである。そこで、早寝・早起きを実践するための具体的なアイデアを示してみよう。

1) 早寝のために
① 太陽の下で十分運動させ、情緒の開放をはかって精神を安定させ、夜には心地よい疲れを得るようにしたい。午前中だけでなく、午後3時以降の運動あそびを充実すれば、夕方にはおなかがすいて夕食に専念でき、午後8時頃には眠くなる。反対に、昼、部屋の中でテレビを見過ぎたり、夕食前におやつを食べながらテレビゲームをしたりすると、夜に心地よい疲れが得られず、なかなか眠れない。
② 夕食と入浴を早めに済ませ、遅くまでテレビを見せて光刺激を与えないようにしたい。テレビを見る時間や寝る時刻を決め、寝る前には飲食や過度な運動をさせないことが大切である。睡眠の前に活発に運動すると、血液循環が良くなり、かえって大脳が活性化して眠れなくなる。夜は、入浴でからだを温め、リラックスさせるのがいちばん良い。
③ 家族が寝る態勢をつくり、協力して子どもが安心して眠れる環境を作る。寝室にテレビの音や話し声が聞こえないようにした上で、静かで優しい音楽を流すのも良い方法である。
④ 保育プログラムの中に、楽しい内容を用意し、翌朝の通園が楽しみという雰囲気をつくっていく。

2) 早起きのために
① カーテンを薄めにし、朝日が射し込むようにしたい。朝になったら、カーテンを開け、外の新鮮な空気を部屋の中に入れることが有効である。また、ベッドの位置を窓の近くに移し、戸外の小鳥の鳴き声や生活音などが自然な形で入りやすくする。
② 寝ついたらエアコンを切り、たとえば、冬は寒気で自然に目覚めるようにしたい。
③ 楽しく起きることができる工夫をしてみる。おいしい朝食を作って、楽しみをもたせたり、起きる時刻に子どもの好きな音楽をかけたり、子どもの好

きな目覚まし時計を使ったりするのも良い方法である。ときには、朝食のにおいを、扇風機で子どもの寝室に流してみてはどうだろうか。

④ 見本を示すため、親も早く起きる努力をしてもらいたい。要は、実現可能な目標を設定することが大切である。決してたくさんではなく、一つずつ。なかなか難しいことではあるが、安易に見過ごしてしまうと、将来、子どものからだと心に取り返しのつかないことが起こっていく。子どもたちの幸せと夢の実現のために、ぜひ実行してほしい。

6．都市の子も、山間の子も、島の子も、ともに生活状況が夜型化！

1）離島の子の生活は？

1982（昭和57）年の保育園児の就寝の状況をみると、都市部の子は27.4％が午後8時台に寝ており、山間部の子では69.3％であった。ところが、2003（平成15）年には、午後9時までに寝ている子は、都市部で6.4％、山間部で8.5％しかいなく、両地域とも、幼児は遅寝になってきた。ちなみに、午後10時を過ぎて寝る子は、都市部で58.5％、山間部で51.5％と多く、近年の子どもの睡眠のリズムは乱れている（星　永，2003）。では、離島の子どもはどうだろうか？

2004（平成16）年9月に、沖縄県の与那国島で調査をした。与那国島は、台湾の約111km東に位置し、日本最西端の島である。当時、人口は1,805人、面積は28.84km^2、周囲は28.6kmである。与那国島の中心部にある町立保育所の3歳以上児8名（内1名は女児）の平均就寝時刻は、午後10時22分（平均起床時刻：午前7時25分、睡眠時間：9時間3分）と、本土の子どもたちと同様に、遅い就寝、短時間睡眠となっていた。

島の保健センターの専門官（田島政之氏）によると、1994（平成6）年以降、民間放送が島に入り、子どもたちの生活は室内でのテレビ・ビデオ視聴が増え、戸外での集団あそびや運動が減ってきたという。そして、子どもたちの体力は徐々に低下し、戸外あそびを通した子ども同士のコミュニケーションの機会も

減ってきたと心配されていた。

　また、幼少児をもつ若いお母さんたちの約8割は島の人ではなく、本土から嫁いできたテレビ世代になってきたようだ。よって、子どもたちのテレビ視聴時間も自然と増え、戸外あそびや運動をしなくても違和感がなくなってきているようであった。そして、日中の身体活動量が減って、あまり疲れておらず、夜も遅くまで起きている様子がうかがえた。これは、親子のコミュニケーションの機会をも少なくしていくという問題も含んでいるといえよう。

2）　健康・長寿の県「沖縄県」の子どもが危ない

　一見すると、わが国の子どもたちの生活は豊かになったように見えるが、その実、夜型社会の影響を受けて、子どもたちの生体バランスは大きく崩壊し、自然の流れに反する形で生活のリズムが刻まれていくのを見過ごすことはできない。心とからだには、密接な関係があって、からだの異常は精神の不調へと直結していく。だから、現代の子どもの問題は、心とからだの両面をケアして、できうるところから解決していかねばならない。こういう点を疎かにしてきた大人には、猛省が必要である。

　なかでも、健康長寿の県と言われている沖縄県の子どもたちの休養面（睡眠）の乱れは、深刻な問題である。遅寝・遅起きの子や、短時間睡眠の子どもが激増している。とくに、短時間睡眠の子どもは、翌日に注意集中ができないという精神的な疲労症状を訴えることが明らかにされている。幼児期には、夜間に少なくとも10時間以上の睡眠時間を確保させることが欠かせない。子どもは、夜眠っている間に、脳内の温度を下げてからだを休めるホルモン「メラトニン」や、成長や細胞の新生を助けてくれる成長ホルモンが分泌されるが、今日の沖縄県では、夜型化した大人社会の影響を受け、子どもたちの生体のリズムは狂いを生じている。生活リズムの崩れは、子どもたちのからだを壊し、それが心の問題にまで影響していくのである。

　そこで、沖縄県の子どもたちの生活習慣とそのリズムの実態をみて、問題と思われる点を抽出し、それらの改善策を考えて、子どもたちの心身の健全育成のための提案をしてみる。

　夜型の社会・遅寝遅起きの生活のせいか、睡眠不足で、毎日、朝から疲労を

訴えている子どもたちが増えてきた。夜の10時を過ぎて居酒屋や飲食店、コンビニエンスストアに行くと、保護者に連れられている多くの幼子が目につくようになった。夜型社会は、子どもたちの教育上、とくに社会の風紀上、やはり好ましいとはいえないので、「大人から示そう、早めの帰宅（夕食・就寝）」と、呼びかけたい。

沖縄県石垣市の幼児の生活習慣調査では、5歳児の平均就寝時刻は、男児で午後10時10分、女児は午後10時13分であった（図2－1－1，図2－1－

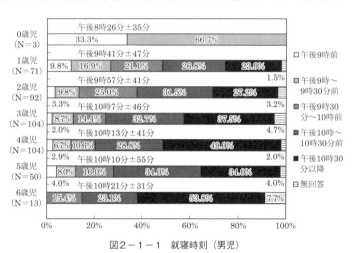

図2－1－1　就寝時刻（男児）

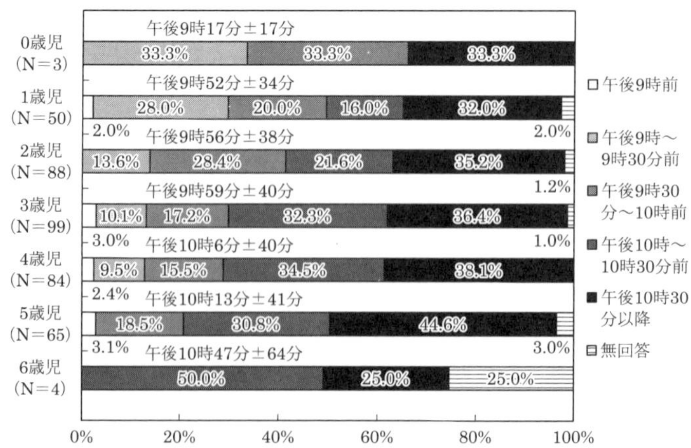

図2－1－2　就寝時刻（女児）

2)。ちなみに、午後8時台に就寝している男児は4.0％、女児は3.1％しか、いなかった。また、68.0％の男児と75.4％の女児が午後10時を過ぎてから就寝しており、ますますの夜型化が懸念された。たとえ、夜型社会になったといえども、幼児であれば、午後9時頃までには就寝できるよう、保護者の理解と配慮が望まれるところである。なかでも、午後10時以降の活動で、テレビ・ビデオ視聴が、男女とも最も多かったことより、子どもを夜間のテレビから離すことが必要であるといえる。

　睡眠時間をみると、5歳の男女とも平均9時間17分という、極端に短い実態であった（図2－1－3，図2－1－4）。睡眠不足が続くと、子どもに精神的

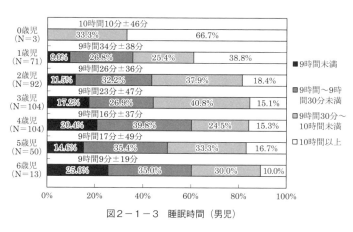

図2－1－3　睡眠時間（男児）

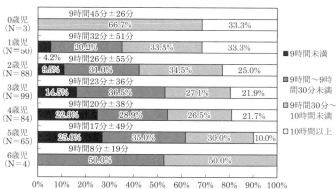

図2－1－4　睡眠時間（女児）

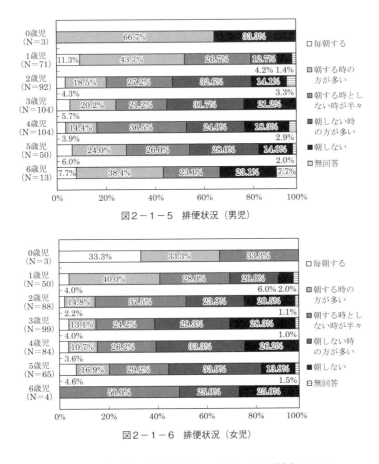

図2-1-5 排便状況（男児）

図2-1-6 排便状況（女児）

な疲労や情緒の問題、対人的な問題を生じてくることが懸念される。

　毎日、朝食を食べている5歳児は、男児でわずか68.0％、女児で67.7％しか、いなかった。また、朝食の開始時刻が遅いことと食事量が少ないことから、朝に排便をすませて登園する男児は6.0％、女児は4.6％と、1割を切っていた（図2-1-5、図2-1-6）。食事をしても、テレビを見ながらの食事や1人での食事も見受けられ、この習慣は、食事のマナーの悪さや栄養面の偏り、集中力のなさ、咀嚼回数の減少のみならず、家族とのふれあい時間の短縮へとつながっていく。

　朝食時のテレビ視聴は、男児で54.0％、女児で59.0％の幼児が行っており、

保護者が気にかかる心配事は、男女とも「わが子がテレビを見ながら食べること」であり、最多であった。保護者の意識として、テレビを消して食事をすることや、可能であればテレビのない部屋で食事をするといった努力も必要であろう。また、保護者の悩みとしては、「子どもの就寝が遅い」や「朝、起きられない」という睡眠の問題の他に、肥満や偏食、疲労、運動不足を挙げていた。これらは、いずれも生活の中に戸外あそびや運動を積極的に取り入れることで解決できる。つまり、子どもの運動量を増すことで、睡眠のリズムを整えて食欲を増し、それらを習慣化することにより、摂食リズムを改善し、朝、登園してからの心身のコンディションは良好に維持されて、生活は充実し、豊かな生活体験の実現へとつながっていく。

　要は、起床時刻や朝食開始の遅れを防止するためには、前夜の夕食開始や就寝時刻を現状よりも少しずつ早めていく努力をすることである。これによって、前日の疲労を回復し、朝の食欲増進と朝の排便が可能となり、登園後、子どもたちは情緒の安定と対人関係のより一層の充実を図って、活動的に生活を営むことができるようになっていく。

　実際に沖縄県の保育のプログラムを見学させていただくと、多くの園において、午睡後のプログラムとしての積極的な活動や戸外あそびが設定されていない実態であった。本来、人の体温リズムがピークになる午後3時から5時頃に、戸外での集団あそびを充実させることで、夜には心地よい疲労感を誘発し、質の良い睡眠をもたらしてくれる。そして、早起きと朝の家庭における排便につながっていく。

　このように考えると、強い日差しがおだやかになっていく午睡後のプログラムとして、戸外での集団あそびをはじめとする活動的な保育内容を意図的に計画することで、今日、問題となっている子どもたちの夜型の生活リズム改善の一助となるのではないだろうか。

【文　献】

1）前橋　明：子どものからだの異変とその対策，体育学研究49，pp.197-208，2004．
2）インターナショナルすこやかキッズ支援ネットワーク：子どもの健康福祉研究3．

pp.102-135, 2005.
3) 前橋 明・石井浩子・中永征太郎：幼稚園児ならびに保育園児の園内生活時における疲労スコアの変動, 小児保健研究56 (4), pp.569-574, 1997.

第2章

幼児の健康と栄養・朝の排便

1. 最近の子どもの朝食状況と排便

　キレる、荒れる、むかつく、イライラする、疲れている等、子どもたちの問題行動が低年齢化して、今では、幼児期にも、その一端が見受けられる。これまで、子どもたちの発達相談や健康相談に携わってくると、そのような子どもには、共通して「休養」「栄養」「運動」という健康を支える3要因が、しっかり保障されていないという背景に気がつく。なかでも、1日のスタートを快く切るための朝の食事がしっかりしていない。

　欠食したり、食べさせてもらっても菓子パン程度の物であったりして、食生活が乱れているのだ。このような子どもは、きまって、朝、家で大便をしていない。また、登園中の車内や園近くの駐車場での食事では、情緒的にも安定しない。あわてて食べて園内に駆け込むのでは、子どもたちがかわいそうである。こういった子どもは、朝のあそび中に大便をする。友だちとの社会性を育むあそびの最中に便意を生じ、トイレに駆け込まねばならない。これでは、健康的な便は出ないし、人と関わる力も育たない。

　2005（平成17）年に報告された5歳児の朝食摂取状況（インターナショナルすこやかキッズ支援ネットワーク，2005）では、「毎日食べる」が85％程度いるにもかかわらず、朝の排便状況は、「毎朝する」男児は11.5％、女児は16.5％しかいない状況であった[1]。また、「朝、排便をしない」「朝、しないときの方が多い」を含めた朝の排便習慣の定着していない幼児が約45％にのぼった。

　便は、食べものが体内で消化吸収された残りかすで、長い腸を通って出ていく。つまり、腸の中に満ちるだけの食べものがなければならない。朝食を欠食

すると1日2食となり、腸内の量が満たされず、便秘しがちになる。便が一定の量にならないと、排便のための反射を示さないため、食事の内容は便の重さとかさを作るものでもあることが求められる。朝食を食べなかったり、食べてもスナック菓子程度であったりすると、重さも量も不足する。とくに、菓子パンとジュースといった簡単なものだと、食物の残りかすができにくく、便秘しがちになってしまう。また、便には、ほどよい柔らかさが必要である。とりわけ、朝の水分補給は大切であり、みそ汁やスープ等をしっかりとってほしい。卵や魚、肉などのたんぱく質の多い主菜だけに偏ると、便秘しがちになるが、野菜や芋、海草でつくる副菜は排便を促す。心地よい排便には、食事に主菜と副菜の両方が整っていることが大切である。

　排便の不調は、「十分な量の朝食」と「朝の時間的なゆとり」をつくることと、日頃の運動実践で、解決できそうである。そのためには、早めに就寝し、十分睡眠時間と質のよい睡眠を確保することが欠かせない。食欲は、朝、起きてすぐにはわかない。早起きをして胃が空っぽのところへ食物を入れれば、その刺激を脳に伝えて大腸のぜん動運動が始まり、便意をもよおし、一夜かけて大腸まで送り込んだ食物残さ（食べて吸収したあとの残りかす）をうまく押し出そうとしてくれる。また、現実には、朝食を食べても出かけるまでに30分程のゆとりがないと、排便には至らないことが多い。朝、排便をすませていないと、日中、十分に筋力を発揮できず[2]、快適に活動できないこと（前橋，2000）もわかっているので、子どもたちには、ぜひ朝食を食べさせて、排便をすませた上で、ゆとりをもって登園させたいものである。

　つまり、早寝・早起きで睡眠のリズムを整え、きちんと朝食を食べて徒歩登園すれば、体温はおのずと高まる。それが、子どもたちの心身のウォーミングアップにつながり、いろいろな活動に積極的に取り組むことができるようになる。

2. コミュニケーションづくりの食卓

　しっかり遊んだ後は、お腹がすいて、子どもたちは、必ず家に帰ってくる。食事を作って待機してあげてもらいたい。しかも、手づくりの料理はとても良い。お母さんの温かさや努力が伝わる。子どもは、お母さんの思いやりや努力をしっかり覚えている。今日、食卓の6割以上が加工食品で占められている中、食事を作って待機してくれる家庭には、子どもの問題はほとんど生じない。いつも、あたたかいお母さんや家族が、一生懸命に食事を準備して待っていてくれるから、愛情が伝わっているのである。

　食事の場は、自分の悩みが言えたり、聞いてもらったり、また、将来のことを相談したりできる、すばらしい家族のたまり場・居場所なのである。大きくなって、巣立ってからも、おふくろの味を思い出して帰ってくる。友だちを家に招待して、家族に会わせることをしたくなる。そんな温かい交流のある将来がもてるだろう。それが、満たされていないと、子どもたちは帰ってこない。「家はうっとうしい」「居心地が悪い」「外の方がいい」と言って、外出が多くなる。だんだん親からも離れていき、そして、夜間徘徊も次第に多くなる。

　だからこそ、家族の対話を増やすためにも、食事を家でつくり、いっしょに食べ、子どもが帰りたい家にしていってもらいたい。わが家の決まりや行事（たとえば、家族の誕生日会）をつくって、みんなで計画的に集うことも大切である。そのときの食卓は、温かい、みんなの居場所となるはずである。

3. 肥　　満

　カウプ指数（BMI）は、体重（g）を身長（cm）の二乗で割って10をかけもので、乳幼児の体格をみる指数[3]である（今村，2002）。発育状態の「普通」は、乳児（3か月以降）では16～18、満1歳で15.5～17.5、満1歳6か月で15～17、満2歳で15～16.5、満3歳、4歳、5歳で14.5～16.5である。2001年か

ら行っている全国乳幼児健康調査（代表：前橋，2002）では、5歳児480名のうち70名（14.6％）が「普通」の枠をはずれ、16.5を超える「太りぎみ・太りすぎ」に入った。

その子どもたちの生活状況を分析してみると、夜食を42.9％の子どもが食べていること、85.8％が夕食直前のおやつを食べていることが明らかとなった。また、就寝時刻が平均午後10時17分（57.1％が、午後10時を過ぎてもテレビ・ビデオを見ている）、起床が午前7時30分と非常に遅く、71.4％が親に起こされての起床であった。そして、睡眠時間は5歳児にとっては非常に短い9時間13分。また、朝食を2日に1回だけ食べる子が28.6％もいたのである。朝食抜きのドカ食いという、誤った摂食パターンが身についているようだ。夕食前のおやつでは、甘いものやスナック菓子などを食べ過ぎている上、運動不足によって、ますます肥満に拍車がかかっているのが特徴であった。

「からだを動かして遊ぶ仲間や機会がない」「運動あそびを知らない」「室内でテレビゲームという対物的あそびに熱中している」「からだを動かす手伝いをしない」「夕食の準備中におやつを食べながらテレビを見て待つ」「好きなときに、好きなものを、好きなだけ食べる」等、からだを動かさず、栄養を過剰摂取している子どもたちが増えている。こうなると、将来、肥満となって、健康障害、たとえば、高血圧や高脂血症、糖尿病などが起こりやすくなる。

肥満とは、ただ単に体重が増加しているのではなく、からだの脂肪が異常に増加した状態をいう。肥満の原因の中心は、生まれつき（遺伝）の体質であるが、これに運動不足と栄養性のものが加わって起こる。したがって、小児肥満の発生予防において、幼児期は最も大切な時期であるから、まずは、おやつには、甘いものやスナック菓子を避けるとともに、おやつを袋ごと、ジュースをボトルのまま、与えないようにしてもらいたい。食事では、子どもがよく食べるからといって、ハンバーグやスパゲッティー、焼きそば等の柔らかくて口当たりのよいものばかりの献立にしないようにしよう。

毎日の生活の中では、からだを動かすお手伝いは最高である。布団を自分で敷く・あげる、食器を片づける、庭の掃除やお風呂洗い等、からだを動かす生活活動を習慣化させたい。近い距離のおつかいは、歩くことを薦める。そして、

休日には、子どもといっしょに戸外で遊んでもらいたい。幼児期は、子どもたちが親から一生のライフスタイルを学習し、基本的習慣を身につける大変重要な時期である。正しい食生活と積極的な運動、からだを動かす生活行動の基本を教え、健康生活を習慣化させておく必要がある。

4．おやつと夜食

　近年、朝食を欠食する大人に加えて、朝食を食べさせてもらえない子どもたちやスナック菓子をあてがわれている子どもたちが増えてきた。健康的な栄養摂取のためには、1日30食品をとる食習慣を身につけることが大切である。そのためには、1食でも欠食をさせないことである。

　子どもの胃腸は、小さくて働きも大人に比べて弱いため、1回当たりの食物の摂取量は少量となるが、発育のための新陳代謝は盛んなため、より多くのエネルギーが求められ、不足分はおやつで補う必要がでてくる。

　おやつは、子どもにとって大人の3度の食事と同様に重要であり、からだや心の成長に大きな役割を果たしてくれる。したがって、子どもにとって「楽しみ」ととらえるだけでなく、食事の一部と考え、栄養をとるようにさせなければならない。しかし、甘いものをとり過ぎたり、食事の前に食べ過ぎると、主食の食欲不振や夜食摂取の増加、ひいては肥満や生活習慣病につながる。5歳児を対象にした調査では、夕食前におやつを毎日食べる男児が70.9％、女児は72.2％に達しており、その多くは夜食をとり、就寝も遅くなっていた。

　次に、おやつのとり方のポイントを挙げておく。
① 甘いものを与え過ぎない。
② 食べる時間を決め、だらだらと食べさせない。
③ 食べる量だけ袋から出して小袋に入れたり、皿に盛ったりして、どれくらいの量が適当かを理解させる。
④ 食事直前は、食べさせないようにしよう。
⑤ 済んだら、必ず歯を磨く。

こうした配慮をして、楽しく食べさせてほしい。とくに、最近のおやつは、食べやすいように柔らかくしたものが多いため、噛む力が弱くなり、柔らかいものしか食べられないという悪循環を作り出している。このため、おやつの選択にも注意を向ける必要がある。

子ども1人だけで食べる「孤食」の増加も問題視されている。孤食化すると、食欲が増さない上に、主菜や副菜がそろわない等、栄養面にも影響していく。かつては、家族が1つの食卓を囲んで食事をする中で、一人ひとりの問題点が話し合われ、解決されていた。しかし、そうした交流のある食卓は、年々少なくなっている。食生活は、あまりにも日常的な場であるため、おかしなことでも問題だと感じなくなってしまうところに恐ろしさがある。正常な生活感覚を保つためには、「心の栄養」補給の場でもある食卓のあり方を見直し、人間と人間がふれ合う営みを大切にしなければならない。

小学生ぐらいになると、おやつづくりや配膳、片づけを通して、料理に興味をもち始める。親子（家族）で料理をいっしょに作ることで、子どもの食生活に関する関心も高まる。保護者の考え方が伝えられる良い機会になるので、幼児期から積極的な食事に関する手伝いを奨励したいものである。

5．心の居場所づくりを大切に
—心のこもった料理で、家族のきずなを深めよう—

近年の子どもたちは、塾やクラブ活動の帰り等に、コンビニエンスストアで買い物やおしゃべりをしながら、その駐車場を自分たちの居場所として楽しんでいる。ときに、その居場所で、感情がぶつかり合ってケンカが起こり、犯罪へと結びついたケースが報道されている。

最近の犯罪をみると、問題行動を起こした少年少女の家庭では、次の3つの問題点が共通しているようである。
① 家族間の感情の交流の場が適切にもてていないこと。
　これまで、家族がいっしょに、ふれあいのある食事をすることで得られ

てきたはずの感情の交流がもてず、親子のつながりが希薄になっている。
② 保護者が、子どもの気持ちを理解せず、要求ばかりを押しつけてきたこと。
　　目先のことや親の都合にこだわって、「早くしなさい」「○○をしなさい」と、子どもを追い立てている。
③ 保護者が、子どもとのかかわりをもとうとせず、愛情を育まなかったこと。
　　親の余暇を優先し、子どもとのかかわりを減少させている。

　食の場面だけをみても、朝食をとらず、夜は1人だけで簡単な食事をする孤食の生活が心の居場所を失い、些細なことでキレる子どもや心を乱す子どもを作りだしているようである。また、食事をしても、家族が同一時間にそろうことがなくて、家族団らんの機会をもてなくしている。近年、ますます外食やファーストフード化による偏食傾向もみられるようになって、家族の一人ひとりが好きなものを食べる**個食**や1人で寂しく食べる**孤食**を余儀なくさせられている子どもたちが増加しているので、注意をしてもらいたい。

　家族で食事をいっしょにすることにより、親は、子どもの好き嫌いのチェックができるだけでなく、正しい食事のマナーや社会のルールを子どもに伝えたり、子どもの抱える悩みや苦しみを察知したりできるのである。とくに、朝食の場合は、子どもの1日のスタートの健康状態のチェックの場として、極めて重要である。

　そこで、子どもたちが、「家庭に自分の居場所がある」と感じるようにするためには、日頃から次の4つに気をつけていただきたい。
① 食事や趣味の場を共有して、家族団らんの場を作ること。
② 親子で話したり、楽しんだりする共通体験の時間を作ること、とくに、子どもにできる手伝いや家事をさせること（買い物や家の掃除、布団の上げ下ろし、ゴミ袋出し等）。
③ 世話のやき過ぎを避け、子どもの自主性や自立性を育てること。
④ 子どもに対して、理不尽な怒りや禁止、批判をしないこと。

　とにかく、家庭を子どもが落ち着ける場所にすることと、家族間の精神的なつながりや一体感がもてるようにすることが大切である。家族が食卓を囲み、心のこもった料理で家族のきずなを深めることが、目には見えない非行の抑止

力となる。家庭の味、おふくろの味は、子どもの心に、強いインパクトを与えるものである。

　子どもの非行や凶悪事件を防ぐには、子どもが安らげる場所、個性を生かせる場所、熱中できる場所、汗を流せる場所が、生活の中で必要である。つまり、心の居場所、情緒を解放できる場所が必要なのである。

6．夜食を食べないための工夫

　生活リズムの改善にあたっては、早寝・早起きの心がけと、日中の運動量の増加が大切であるが、近年、夜食を食べる子どもたちが増加しており、夜に体温が高く、元気となり、結果的に遅寝になっている。

　そこで、夜食を食べないための工夫を考えてみよう。753名の方に、「夜食を食べない工夫」について、アンケート調査をしてみた。その結果、寄せられた回答は、次のようになった。

表2－2－1　夜食を食べない工夫

順	内　　　容	人数（割合）
1	夕食をしっかり食べさせる	288名（38.2％）
2	早く寝かせる	224名（29.7％）
3	朝・昼・夕の三食をバランスよく食べさせる	89名（11.8％）
4	親が夜食を食べない	49名（6.5％）
5	夜食になるようなものを買わない	35名（4.6％）
6	家族で協力して夜食は食べない習慣にする	24名（3.2％）
7	おやつは決まった時刻に与えるようにする	15名（2.0％）
8	歯磨きをさせる	15名（2.0％）
9	日中に運動をしっかりして夕食にお腹をすかせる	14名（1.9％）
10	決まった時間に夕食を食べさせる	13名（1.7％）
10	食べ物があるところに行かせない	13名（1.7％）
10	栄養のバランスを考えた食事を食べさせる	13名（1.7％）

ここで、寄せられた回答を参考にしながら、子どもが夜食を食べないですむ方法を考えて、以下にまとめてみた。これらの知恵を、生活の中に、少しでも取り入れてもらいたい。
- ・朝・昼・晩の三食を、バランスよくしっかり食べさせておく。
- ・日中にあそびや運動をしっかり行わせ、夕食時におなかがすくようにさせる。
- ・おやつは、日中の決まった時刻に与え、夕食に差し支えのない量を食べさせる。
- ・夕食前のおやつは食べさせない。午後4時以降は、おやつを食べないルールにする。
- ・夕食は、十分に「食べた」というくらい、しっかり食べさせる。
- ・夕食後から寝るまでの間は、食以外のことを行う。例えば、子どもに本を読んで聞かせたり、1日のできごとを話し合ったりして、できるだけ親が子どもといっしょに楽しく過ごす。
- ・夜食を食べない習慣を家族が協力して作る。

7．幼児の食行動と食事のチェック

　食生活を見直して、食事を家族全員が楽しむためのチェックをしてみよう。そして、あたたかい親子・家族のきずなを深めてもらいたい。

(1) 子どもの食べ方チェック
　お子さんの食べ方をチェックしてみよう。
- ・「いただきます」をして、食事を始めていますか？
- ・楽しそうに食べていますか？
- ・よく噛んで食べていますか？
- ・落ち着いて食べていますか？
- ・食事やおやつを決まった時刻に食べていますか？　夕食直前のおやつはダメだよ！

- 家族の人とかかわりをもって食べていますか？ テレビを見ながらの食事はダメだよ！
- スプーンやフォーク（1歳半）、おはし（3歳以上）を使って食べることができていますか？
- 食事が終わったら、「ごちそうさま」をしていますか？

(2) 食欲や健康づくりにつながる子どもの生活チェック

食欲や健康づくりにつながるお子さんの生活をチェックしよう。
- 夜は、9時頃までに寝るようにしていますか？
- 朝、ウンチをしていますか？
- 歩いて、通園やおつかいができていますか？
- からだを動かす運動あそびをして、汗をかいていますか？
- 戸外を好んで遊んでいますか？
- 友だちと関わっていっしょに遊んでいますか？
- からだを動かすお手伝いができていますか？
- 夜は、お風呂に入ってゆったりできていますか？

(3) 保護者の自己点検

保護者の方の食事づくり、食べ物の組み合わせ、生活をふり返ってチェックしてみよう。
- 味のついていない白いごはん・パンの主食（食事の中心で、炭水化物を多く含み、エネルギー源になるもの）はありましたか？
- 魚や肉、卵、大豆製品などを主材料にした主菜（主なおかずのことで、たんぱく質や脂質を多く含むもの）はありましたか？
- 野菜やいも、海草などを主に使った副菜（カルシウムやビタミン、食物繊維などを多く含み、食事全体の味や色どりを豊かにするもの）はありましたか？
- うす味を心がけましたか？
- 食の材料をうまく組み合わせてみましたか？

・子どもの発育・体調に合わせて、食事の種類や量、大きさ、固さを工夫していますか？
・自分で食べようとするお子さんの意欲を大切にしていますか？
・食事について、家族や身近な人と話をして、良いアイデアを参考にしていますか？

　以上のチェック項目は、家族みんなの心がふれ合って、味わいのある食事ができるようになるために、健康生活上、必要と思われる事柄を考えてみたもので、全部で24項目ある。現在、親子共々できている項目に○印をつけ、その数を健康点数として記録し、今後、少しずつ、今より良い展開ができるよう、意識して生活をしてみよう。きっと、毎日、子どもの笑顔でいっぱいになることだろう。

【文　献】
1）インターナショナルすこやかキッズ支援ネットワーク：子どもの健康福祉研究3，pp.102-135，2005．
2）前橋　明：子どもの生活リズムの乱れと運動不足の実態，保健室87，pp.11-21，2000．
3）今村榮一：新・育児栄養学，日本小児医事出版社，p.156，2002．

第3章
幼児の運動やあそび

1. 心地よい空間

　昭和30年代、40年代の子どもたちは、道路や路地でよく遊んだものである。遠くへあそびに行くと、あそびの種類が固定されたが、家の前の道路で遊んでいれば、あそびに足りない道具があっても、すぐに家から持ってくることができた。石けりに飽きたらメンコを取りに帰り、メンコに飽きたら空き缶をもらいに帰って缶けりを始めた。あそび場が遠くにある場合、道具や必要なものを取りに帰って、再び集まろうとすると、どうしても時間がかかる。だから、家から近いあそび場は、それがたとえ道路であっても、居心地の良い空間であった。

　また、道路や路地もアスファルトでなく土だったので、絵や図を描いてゲームをした。もちろん、地面を掘り起こして、土あそびもできたし、雨が降ると、水たまりができるので、水あそびをすることもしばしばであった。地面は、あそびの道具でもあった。相撲をしても、アスファルトと違い、転んでもさほど痛くなく、安全であった。親は、家の台所から子どもたちの遊んでいる様子が見えるため、安心していた。いざというときにも、すぐに助けることができたのである。

　子どもは、長い間続けて活動できない代わりに、休息の時間も短く、活動と休息を短い周期でくり返している。集中力の持続が難しい幼児期はなおさらである。そうした意味からも、家の近くの路地は子どもにとって短い時間であそびを発展させたり、変化させたりできる都合の良い場所だったわけである。

　今日は、住宅街の一角に、必ず緑を整えた落ちつける公園がある。しかし、

単に地区の1か所に安全なスペースを用意して、「子どものためのあそび場を作りましたよ」と呼びかけても、決して子どもは遊ばない。自由にはしゃぐことができなければ、子どもは自由な活動を自制してしまう。「静かにしなければ迷惑になる」「土を掘ってはだめ」「木登りや球技は禁止」といった制約のついた空間は、子どものあそび場には適さない。確かに、こうした禁止事項は、公園の美観を維持し、利用者の安全を大切にするためには必要かもしれないが、子どもの成長や発達にとって決して好ましいことではないのである。

やはり、子どもには自然の中で縄を掛けて木と木の間を渡ったり、地面を掘って、箱をかぶせて基地を作ったりするといった、子ども自身の豊かなアイデアを試みることのできるあそびの場が必要である。あそびの実体験を通して得た感動は、子どもの内面の成長に欠かせない。そして、そこから自ら考え、学ぶ姿勢が育まれていくのである。

2．運動スキルの伝達とガキ大将

かつて、親や教師の見ていない世界で、運動のスキルや動作のパターンを子どもたちに教えてくれていたガキ大将の代わりを、今は、いったい誰がするのだろうか？

異年齢集団でのたまり場あそびの減少・崩壊により、子ども同士のあそびの中から、いろいろなことを教わり合う体験や感動する遊び込み体験のない中で、今の子どもたちは、必要なことを教えなければ、学んだことの活用もできない状態になってきている。親だけでなく、教師も、子どもたちの見本となって、運動スキルや動作パターンを見せていく機会を真剣に設けていかねばならないと考える。

運動スキルの学習は、字を書き始める作業と同じで、お手本を見ただけではうまくいかない。手やからだを支えたり持ったりして、いっしょに動いてあげないと、習いはじめの子どもにはわからないし、スキルが正しく身につかない。場所と道具を揃えたあそび環境だけを作って、満足していてもダメなのである。

子どもたちが自発的にあそびを展開していくためには、まず、基本となるあそびや運動の仕方を、かつてのガキ大将やあそび仲間にかわって実際に紹介する必要がある。そして、子どもたちが自発的にあそびを展開したり、バリエーションを考え出したりして、あそびを発展させるきっかけをつかんだら、教師は、できるだけ早い時期に、主導権を子ども側に移行していく基本姿勢が大切である。

今、子どもたちには、「教師（保育者）が動きの見本を見せる努力」と「教師（保育者）が子どもといっしょにダイナミックに遊ぶ活動力や熱心さ」が必要とされている。

3．紫外線と戸外あそび

「紫外線がシミやシワを生み、老化だけでなく、癌をも誘発する」「オゾン層の破壊・減少によって、紫外線による害は、ますます増える」—このような情報を耳にして、保育園や幼稚園に対し、「わが子を太陽の下で遊ばせないで」「裸でプールへ入れないで」といった過剰な要望をする保護者の方が増えてきた。このため、保育者の研修会では、先生方から「太陽の下での戸外あそびについて、どう考えたらよいのか」「プールは禁止にしなければならないのか」等という質問をよく受けるようになった。

紫外線は、電磁波の総称で、波長の長さによって、Ａ波（長波長）とＢ波（中波長）とＣ波（短波長）の３種類に分かれている。この中で、健康に欠かせないのがＡ波とＢ波で、Ａ波には細胞の活動を活発にして、その生まれ変わりを促進させる作用がある（日光浴）。Ｂ波には、皮膚や肝臓に蓄えられたビタミンD_2をビタミンD_3に変える役目があり、食物から摂取したカルシウムを体内カルシウムに再生して、生きる力のベースである骨格をつくり、神経伝達を良くする。つまり、日光浴や戸外あそびによって骨が丈夫になり、運動神経が良くなる。骨粗しょう症の予防にも、日光浴は重要な因子となる。また、ビタミンD_3は免疫能力を高めるので、風邪を引きにくく、病気の回復が早まる。こ

のビタミンD_3は、食べ物から摂ることはできず、からだが紫外線を浴びることでしか作れないのである。

確かに、殺菌作用があり、布団干しや日光消毒に有益な紫外線（C波）でも、その量が多すぎると、皮膚の細胞を傷つけることがある。また、エリテマトーデスという病気の人は、日光過敏症があって発疹が出るので、日光を避けなければならない。したがって、医師から特別な理由で陽光を避けたり、控えたりする指示をいただいているお子さんの場合は、必ず医師の指示に従ってもらいたい。

しかしながら、普通の子どもの場合は、日常生活で受ける紫外線はまず問題ないと考え、戸外で積極的に運動した方がよい。日常、私たちが受ける紫外線の主な光源は太陽であるが、短い波長の紫外線は大気圏のオゾンに吸収され、中でも短いC波は自然界では大気中でほとんど吸収される。このため、日常生活中に受ける紫外線で皮膚癌にかかる可能性はまずない。問題があるとするならば、小さい頃から一番多く紫外線を受けてきた甲子園の球児たちが、まずは病気になっていくことになるが、現実はそうではないので、むしろ、健康やからだづくりに欠かせない紫外線の良い効果に目を向けてほしいものである。

日常、浴びる紫外線に発癌のリスクがあれば、厚生労働省や文部科学省をはじめとする政府の関係機関は、戸外あそびやプールでの戸外活動を禁止するはずであるから、子どもたちの健康生活のために、現状では、成長発達を促進する外あそびや運動を積極的に行うことの方を大切にしてもらいたい。

4．正しい姿勢

近年の子どものあそびは、戸外での運動が減る一方、室内でのメディア機器利用のゲームあそびやテレビ・ビデオ視聴が急増している。しかも、寝転んだ状態や猫背の状態が続いており、決して望ましい姿勢がとれているとはいえない。

姿勢の悪さは、からだに様々な悪影響を及ぼす。たとえば、脊椎が曲がって

変形する脊椎側弯、近視、胃腸障害などが挙げられる。テレビ視聴や室内あそびの際、頬杖をついたり、片方の肘をついて片側にからだを寄りかからせたりするような姿勢を続けると、背中や肩の筋肉の使い方が不均等になり、肩や背中、腰が痛みやすく、脊椎側弯を生じる。

　また、テレビや本と目の距離が近すぎると、近視や猫背になる。とくに、猫背では、背中が丸くなるため、胸が狭くなって肺が十分に拡張せず、肺の働きが低下する。胃腸も胸部から圧迫され、胃腸障害が起こる。さらに、視力が悪化したり、疲れやすくなったりするため、勉強が長く続けられなくなる。

　悪い姿勢の主な原因を調べると、だらしない姿勢でテレビを見る様子が確認された。夜型化した文明社会での子どもの生活行動を考え直し、動作や姿勢を見直すことが欠かせない。また、親や家族が姿勢の悪さを注意しなくなったことも背景といえる。子どもの健康管理について、保護者の意識を高めることも必要であろう。

　大人は、もっと真剣に子どものからだづくりや姿勢教育のことを考えていかねばならない。小学校低学年頃までは、まだ骨格が固まっておらず、悪いくせもついていないので、それまでに正しい姿勢や良い姿勢を身につけるように指導していくことが極めて重要である。一度、悪い姿勢が身につくと、矯正するのに時間がかかり、後で大きな努力が必要となる。

　姿勢をよくする体操としては、背筋や腹筋を強くする動きを主に行わせたい。体操によって矯正する場合、小学校低学年期には、全身の均整のとれた発育と、自由に動くからだをつくることをねらってもらいたい。また、高学年期に入ると、矯正に必要な体操を反復させることが大切だろう。

　日頃の心がけとしては、①立っているとき、肩の力を抜いて背筋を伸ばす、②全身を平等に運動させて柔軟さを培う、③物を持ち上げるときは、腰とひざを十分に曲げ、ひざの伸展運動を利用する、④肩にものをかけて運ぶ際は、一方の手や肩だけで持たず、左右を時々交換する、⑤読書中は、目と本との距離を30cm以上離す、⑥寝転んでの両足上げやブリッジ等で腹や背中の筋肉を強くし、からだをしっかり支えられるようにする。

5．ケガと体力

　筆者が子どもの頃は、よくケンカをした。相手が泣いたら「勝ち」という暗黙のルールもあり、それ以上は決してしなかった。しかし、今の子どもたちには、それがないように思う。ケンカをしたことがないから、あるいは、とことんさせてもらったことがないから、限度や恐ろしさがわからないのかもしれない。

　あそびの中でケガをすることはよくあったが、それは小さなケガだった。たとえば、柿をとろうとして小枝にぶら下がると、枝が折れて尻もちをついたり、ひざをすりむいたりした。トゲが刺さって小さな痛みを感じ、その経験から柿の木は折れやすいことを知り、これ以上、上に登ると危険であることも体得した。また、木切れをとってきては、よくチャンバラごっこをした。小さい頃から、手に木切れが当たって「痛い思い」を経験しており、わが身で感じた痛さは決して忘れなかった。

　このようにして大きくなると、ケンカをしても「こうすれば、相手も本当に痛い」ということをよく知っているため、安全の限界を超えるたたき方や殴り方はしない。かつては、人を傷つけることの重大さを、からだを通して自分のこととしてとらえる学習ができていたのだろう。

　しかし、現代っ子の中には、「友だちをバットでたたいたら、腕が折れてしまった」と何気なく言う子もいる。彼らの「小さなケガの経験の乏しさ」に、寂しさと恐ろしさを感じる。いわば、「小さなケガの経験は、大きな事故を防ぐ」ということだろうか。危ないからといって、危険を避けてばかりいては、いつまでたっても人と安全に関わったり、ものを正しく安全に扱ったりする知恵は身につかない。

　小学校に入ってから、よく使ったナイフについても同様である。子どもの世界から「危険なもの」として遠ざけられて、何年がたっただろうか。その結果、鉛筆1本、リンゴ1つをむくことができない人間を多く生み出した。それどころか、ナイフを使った子どもの事件は、後を絶たない。使ったことがないから、ナイフのもっている利点も、恐ろしさもわからないのかもしれない。まがりな

りにも、私たち大人が包丁を使えるのは、鉛筆や紙を切るときにナイフで何回か自分の手を切った経験があるからだろう。ケガは、子どもの勲章である。小さなケガから逃げるより、ケガを克服することによって得るものの方が多かったことを、私たちは忘れてはならないだろう。

また、今日の子どもたちの体力についても、生活が便利になることで、「日頃から歩かない」「徒歩通園をしない」「耐性がなく、ぶら下がりあそびはすぐやめてしまう」、異年齢でのたまり場あそびの中で学ぶ機会がないので、ダイナミックで多様なあそびをすることがなくなり、その結果、手足をついて這ったり、転げまわる動きや逆さになるあそびが少ないため、基礎体力をはじめ、脚力や腹筋力、背筋力、巧緻性や回転感覚、逆さ感覚、支持力が弱かったり、身につかなかったりするのは当然のことである。

とことん遊んで疲れることが大切である。疲れず、身なりを整えたままのきれいな生活を送らせるよりは、泥んこになって、からだをしっかり動かして疲れることにより、生きる力を支えてくれる体力がついてくる。からだに負荷を与えて疲れる経験をさせないと、体力は高まらない。今日、問題の「遅寝の生活リズム」も、子どもたちが日中にからだを動かして疲れることで、自然に解決していくことだろう。

6．子どもにとっての安全なあそび場

子どもの行動は実に多様で、予想外の場所や動きから、大きな事故の発生が予測される。子どもたちが健康で、ケガや事故のない生活を送るためには、私たち大人が、子どもの利用する施設や設備の環境整備を十分に行い、毎日の安全点検を怠らないことが基本である。それと同時に、あらゆる場所で発生する事故を予測し、未然に防ぐための、子どもたちへの指導や配慮も必要である。せっかく安全な環境が整っていても、安全指導が欠けていたために事故につながることは問題である。このことは、とくに、子どもの年齢が大きくなるにつれて、重要になってくる。

しかし、近年の子どもたちを見ると、戸外での生活経験や運動あそびが少なくなり、社会生活の中においても、して良いことと、悪いことの区別もつきにくくなってきている。さらに、親として、子どもに危険なことはさせないようにするために、危険と思われる事柄をむやみに禁止することだけで対応している方も多くなった。ただ禁止するだけでは、子どもの中に、危険を察知し、判断する力は養われにくくなる。子どもたちに、危険な理由やその問題点を具体的に知らせたり、考えさせたり、また、日頃から危険を回避するからだづくり・運動能力づくりを行って、子どもたちの安全能力を高めていく工夫や指導が望まれるのである。

　そこで、子どもたちが安全に、かつ、健康的に行動できるようにするための、施設設備の安全上のチェックポイントを、戸外あそびの場を取り上げて、紹介したい。

① 　園庭や公園の広場
　　・地面の排水が良く、滑りにくい状態であること。
　　・フェンスや塀の破損がないこと。
　　・石・ガラスの破片、その他の危険物がないこと。
　　・マンホールや側溝のふたが安全であること。
　　・災害発生時の避難場所や避難経路が確保されていること。

② 　砂　　場
　　・適切な湿気や固さで、砂の状態が維持されていること。
　　・木片やガラス、小石などを除いておくこと。

③ 　すべり台
　　・腐食やさび、破損がないこと。
　　・着地面に十分なスペースがあり、安全性が確保されていること。

④ 　ぶらんこ
　　・支柱に、ぐらつきや破損、腐食のないこと。

・前後に柵を作り、他児との接触・衝突事故が起こらないように配慮されていること。

⑤ のぼり棒・雲梯(うんてい)・ジャングルジム
・支柱にぐらつきや、支柱とのぼり棒のつなぎ目、および設置部分に破損や腐食がないこと、子どもの手や足の入る小さなくぼみや穴のないこと。
・周囲に危険物がなく、基礎コンクリートが露出していないこと。

⑥ 鉄棒
・支柱がしっかりしていること。
・年齢に応じた高さのものが設置されていること。
・接続部分が腐食・破損していないこと。

　要は、庭や砂場など、子どもたちが積極的に活動する場所や、素足になる可能性のある所では、木片や石、ガラスの破片などの危険物のないことが大切である。すべり台やぶらんこ、のぼり棒、雲梯、ジャングルジム、鉄棒では、支柱のぐらつきや設置部分に、破損や腐食、手足の入るくぼみや穴がなく、周囲には危険物のないこと、そして、基礎コンクリートが露出していないこと等が基本条件である。

　保護者の方々だけでなく、園の先生方、地域の人々、行政の施設管理者の方々など、大人たちみんなが協力し合って、子どもたちの安全環境を整え、日々点検し、子どもたちのあそびや活動を暖かく見守っていきたいものである。

7. 運動量の確保

　健康に関する重要な課題の1つとして、生活リズムの確立に加え、「運動量の確保」が挙げられる。とくに、子どもにとって午前中、活動意欲のわくホルモンが分泌されて体温が高まっていく時間帯の戸外あそびは極めて重要で、成長

過程における必須の条件といえる。

　では、幼児にはどのくらいの運動量が必要なのだろうか？「歩数」を指標にして、運動の必要量を明らかにしてみたい。調査（前橋　明，2001）によると、午前9時から11時までの2時間の活動で、子どもたちが自由に戸外あそびを行った場合は、5歳男児で平均3,387歩、5歳女児2,965歩、4歳男児4,508歩、4歳女児が3,925歩であった（図2－3－1～図2－3－4）。室内での活動は、どの年齢でも1,000～2,000歩台で、戸外の活動より少なかった[1]。

　また、自然の中で楽しく活動できる「土手すべり」では、もちろん園庭でのあそびより歩数が多く、5歳男児で5,959歩、5歳女児で4,935歩、4歳男児で4,933歩、4歳女児で4,114歩であった。さらに、同じ戸外あそびでも、保育者がいっしょに遊んだ場合は、5歳男児で平均6,488歩、5歳女児5,410歩、4歳男児5,323歩、4歳女児4,437歩と、最も多くの歩数が確保された。環境条件（自然）と人的条件（保育者）のかかわりによって、子どもの運動量が大きく増えることを確認した。

　戸外あそびを充実することで、子どもたちは運動の快適さを身につけていく。その中で、人や物、時間への対処をしていくことによって、社会性や人格を育んでいくのである。子どもたちが、一番、活動的になれるのは、生理的にみると、体温が最も高まっている午後3時から5時頃である（図2－3－5）。この時間帯にも、4,000～6,000歩は確保したいものであるが、近年は仲間やあそび場が少なくなっているので、せめて半分の2,000～3,000歩程度は動く時間を保障したいものである。

　午前11時から午後3時頃までの生活活動としての約1,000歩を加えると、1日に7,000～10,000歩を確保することが可能になる。そのためにも、魅力的なあそびの環境を提供し、保育者や親があそびに関わることが、近年、とくに重要になってきた。運動あそびの伝承を受けていない現代っ子であるが、保育者や親が積極的にあそびに関わっていけば、子どもと大人が共通の世界を作ることができる。そして、「からだ」と「心」の調和のとれた生活が実現できるのではないだろうか。

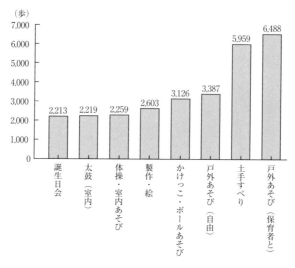

図2-3-1　午前中の活動別にみた幼児の歩数（5歳男児　N＝14）

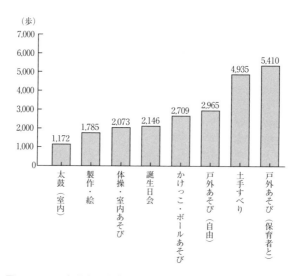

図2-3-2　午前中の活動別にみた幼児の歩数（5歳女児　N＝19）

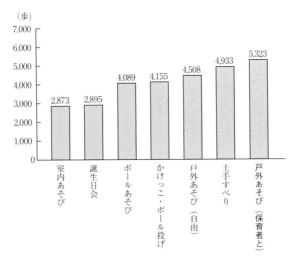

図2-3-3 午前中の活動別にみた幼児の歩数（4歳男児 N＝22）

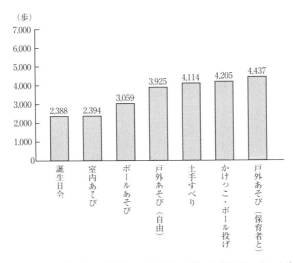

図2-3-4 午前中の活動別にみた幼児の歩数（4歳女児 N＝18）

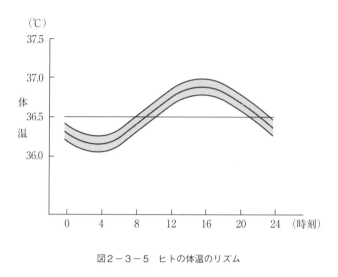

図2－3－5　ヒトの体温のリズム

8．徒歩通園

　最近、子どもの社会性の未熟さ、とくに、人とのかかわりのまずさや、相手を思いやるやさしさの欠如が指摘されるようになった。小さい時期から親や友だちとのかかわり、ふれあいを重ねていれば、今の子どもはもう少し変わっていただろうなと思うことがよくある。

　たまり場あそびの減少と、親子による徒歩通園の軽視が、その大きな原因になっているかもしれない。中でも、徒歩通園を軽んじてひんぱんに自動車を利用するせいか、足腰が弱くなったり、自然に親しむ経験に欠けていたりする子が増えている。登園後も、体温が高まらず、「ボーッ」としている子も、同様の理由をもっているはずである。幼稚園や保育園の通園時に、親といっしょに歩くことで、子どもたちは運動能力の発達だけでなく、コミュニケーションや自然の事物・現象について学んでいく。そのことの重大さに、保護者はもっと気づいてほしい。

　私には、子どもの頃、こんな思い出がある。秋の収穫時に、田んぼで稲穂が

垂れている光景を見た際、いつも送り迎えをしてくれていた祖母が「なぜ稲穂が垂れているか知っている？」と、私に尋ねたのである。祖母は、「春先から太陽（親）が暖かく照らして（育てて）くれたので、大きくなったときに『太陽（お父さん、お母さん）さん、ありがとう』と頭を下げて感謝しているんだよ」と、稲穂が垂れている理由を教えてくれた。通園途中の祖母からのささやかな語りかけが、「親に感謝し、親を大切にしよう」という気持ちを抱せてくれたのであろう。

　車でさっと送り迎えをし、時間を短縮していくことは、教育的に決して良いこととはいえない。たとえ、時間がかかろうとも、親子の徒歩通園は、幼児期の子どもにとって貴重な人間形成の時間であり、親の魅力や親からの人生観を感じ取る絶好の機会なのだ。機会あるごとに、親と子がふれあいの時間を少しでも多くもってほしいものである。幼児期の友だちとのかかわりは、もちろん大切であるが、それにも増して重要なのが親子関係である。人のありがたみを知り、人を思いやって大切にする心を育てるためにも、通園途中のささやかな親子の対話に取り組んでもらいたいものである。

　それが、たとえ1日に10分でも15分であっても、毎日の送り迎えで繰り返されると、子どもにとって大変貴重な人間形成の時間となる。「チリも積もれば山となる」であろうか。

9．子どもの「運動やあそび」の重要性への理解

　近年、家庭における子どもたちは、室内でテレビやゲームで遊ぶことが多く、外に出て全身をフルに使って遊んだり、運動したりすることが少なくなってきた。また、遊ぶ場があっても、保護者に関心がなければ、子どもを外あそびになかなか出さないのが実状であろう。

　もちろん、事故やケガ等を心配してのこともあるが、身体活動量の不足は、脳や自律神経、ひいては、心の発達にも大きな負の影響を及ぼすことが、保護者を含め、社会全般にも十分に認知されていないことが、子どもの健全育成に

とっての大きなブレーキとなっていると思う。

　外あそびの必要性を多くの人々にご理解をいただくために、まずは、保育・教育・保健・体育関係のリーダーの方々が、率先して保護者や社会に啓発していくことが大切であろう。そして、運動嫌いの子どもたちには、ぜひとも、外あそびの魅力を味わわせていただきたいと願う。

① 園や学校での様子をみて

　園や学校での子どもたちの様子を観察してみると、自由時間や休み時間に、園庭や校庭、運動場で遊ぶ子どもたちの姿が減ってきている。園や学校によっては、独自の特色ある体力向上プランの工夫と実践をされているところもあるが、近年、小学校では体育時数削減により、体力向上の継続的な取り組みのできにくい状況にもある。

　また、指導者によっては、子どもの体力低下に対する危機感が薄かったりすることもあるので、ぜひとも、指導者層に、子どもの「運動あそびやスポーツ、体育」に、理解と関心のある人を増やしていきたいものである。

② 地域での様子をみて

　地域では、親子クラブや子ども会をはじめ、児童館・公民館活動組織、育成会、社会体育クラブ等が、子どもたちの健全育成を願い、あそびや運動、スポーツによる様々な行事や活動を実施しているが、現在、そこに参加する子どもと参加できない子どもの二極化が見られる。また、それぞれの組織の連携が密になっているとは言えない現状も見られているので、参加したくてもできない子どもへの呼びかけや誘い、各組織間のネットワークづくりに、みんなで目を向け、力を入れていきたいものである。

　さらに、総合型地域スポーツクラブも各地で立ち上げられてはいるが、一部地域に限られているようにも感じる。子どもと「運動・あそび・スポーツ」とのかかわりを深めていくためには、地域のリーダーや運動・スポーツの指導者育成と地域の運動・スポーツ環境づくりが今後も一層重要となるので、市民や地域でできないことへの「行政の理解と支援」に大いに期待したいものである。

10．テレビゲーム

　子どもから大人までが楽しみ、今や国民的娯楽と化したといってもいいテレビゲーム。私の調査によると、使い始める年齢は年々低くなり、3～5歳の幼児でも遊んでいることがわかっている。テレビゲームは、目や耳から入る刺激はもちろん、展開するストーリーに応じて素早い判断や的確な推測・推理が求められ、様々な刺激にあふれたメディアといえる。問題解決やパズル等の思考力を養成したり、注意欠陥多動性障害（ADHD）の治療、脳外傷患者のリハビリテーションやスポーツの戦術学習用など、臨床的・教育的利用によって、脳機能を高める効果も期待されている。

　しかし、テレビゲームをしすぎると、大脳の視覚野と運動野という部分の活動レベルのみが高くなって、脳全体が活性化せず、そして、行動をコントロールしたり、記憶や感情、学習能力を発達させたりするのに重要な役割を担う大脳の前頭前野の活動レベルが低くなる。反社会的な人格障害や攻撃的衝動人格をもつ殺人犯は、この前頭前野の働きが低いことも、近年の研究で報告されている。子どもが長年にわたってテレビゲームを長時間続けた場合、知能の発育不全を生じさせるだけでなく、暴力という反社会的行動を引き起こす可能性も懸念される。

　幼少年期の子どもでは、テレビゲームを正しく使いこなすことは非常に難しく、ほとんど好き放題に使っている状況といえる。いくら友だちや家族の間でテレビゲームを使って遊んでも、肝心な人的交流がもてなければ、人間らしさを育む前頭葉の発達は期待できない。

　私たち人間は、物事に主体的に関わって幸福感や達成感を得ることで、将来の夢を大きく育んでいく。これは、友だちや家族、他人と関わってこそ育つものなのである。したがって、子育てにおいては、人とふれあうことで発達し、「人間らしさ」をつかさどる大脳の前頭葉を育てていくことが必要である。前頭葉の神経回路は、8歳ぐらいまでに非常によく発達する。それまでに、きちんとした人的交流のあるあそびや活動を経験させなければ、良い人格や人間性は育

たない。

　そのためには、幼少年期に心とからだをフルに使って五感を働かせるあそびを経験させると同時に、自律神経機能を高めて体温調節ができるようにするため、仲間といっしょに汗をかいて、脈拍が高まる運動あそびを優先させることが極めて重要である。テレビゲームによって「バーチャル」に経験するより、実際の体験や行動を友だちと共有し、本物の感動や感激を味わうことこそが、子どもたちの豊かな感情を育てることになる。

【文　献】
1）前橋　明・石垣恵美子：幼児期の健康管理－保育園内生活時の幼児の活動内容と歩数の実態－，聖和大学論集29，pp.77-85，2001．

第 4 章

「キレる」子どもとその生活

1.「キレる」子どもの増加

　最近、多くの子どもたちが、イライラ感を抱き、注意集中ができず、衝動的な行動をとる（キレる）ようになってきた。子どもたちだけでなく、大人の方もイライラしている人が増えて、簡単にキレて大きな犯罪に結びつくことも、よく報道される。

　その原因は、いろいろ考えられるが、「現代の生活のリズム」が「人間が生物として、本来、もっている、からだのリズム」と合わなくなってきて、その歪みがいろいろな問題を引き起こしているからであろう。つまり、24時間、休むことのない社会になって、私たちの「からだのリズム」が狂わされているのである。

　動物は、本来、太陽が昇ったら起きて、太陽が沈んだら眠るが、昼も夜もない社会になって、からだの方の対応が追いつかなくなっている。そのために、睡眠のリズムが狂わされていることと、生活環境の近代化によって、からだを使わないで済む社会になってきたことで、からだにストレスがたまりやすい状況になっているのである。

　さらに、食生活の問題もある。日本では、食べようと思えば何でも食べられる〈飽食〉が、健康を損なう原因の１つにもなっている。これら「睡眠」と「運動」、「食」生活のネガティブな影響を最も大きく受けているのが、子どもたちだといえる。「睡眠不足」は、日中もボーッと過ごす原因になるし、「運動不足」は快い睡眠を妨げ、不眠を招く。「食生活の乱れ」は、飽食によって肥満を招き、糖尿病をはじめとする生活習慣病を生む原因にもなっている。

　これらは、すべてイライラの原因となり、キレやすい人間を生んでいるとい

える。「キレやすい人間を生む現代の生活リズム」は、遅寝で、短時間睡眠であることと、朝食の欠食と食事内容の悪さが引き金になっていることより、早めの就寝により十分な睡眠時間を確保し、朝食を食べて、朝の快いスタートを心がけることが、何よりも大切である。

　食事も、肉だけでなく魚も食べて、また、それらたんぱく質の多い主菜だけでなく、野菜や芋、海草などで作る副菜も忘れないでもらいたい。

2．24時間活動する社会の子どもたちへの影響

　今日の子どもは、1歳くらいになると、日中、テレビをつけている環境の中で寝たり起きたり、夜も、音や光の刺激の中で過ごしている。2歳くらいになると、テレビとビデオを見る時間が長くなり、幼稚園に通い始める前には、子どもの昼夜のリズムはすでにおかしくなっている。かつて、就学前の幼児は、夜8時には寝て、朝6時くらいには自然に目覚めていた。ところが、今は、夜10時過ぎに寝る幼児が4割以上もいる。幼児の頃から、遅寝の習慣がついてしまっているのである。

　さらに、問題なのは、保育園児では、保護者の勤めの関係で、夜遅くに寝ているにもかかわらず、朝はきまって早く起こされるわけだから、睡眠時間は極端に短くなり、毎日、睡眠不足になっている。

　この睡眠リズムの乱れは、体温のリズムにも影響する。子どもの体温は、新生児で高く、生後100日ほどで37℃くらいに落ちつく。2歳頃になると36℃台になり、3歳くらいになると安定した生理的変動リズム（体温変動）をもつようになって、体温調節がうまくいくようになる。

　通常、いちばん体温が高いのは、午後4時前後である。非常に活動力旺盛なとき（子どものゴールデンタイム）で、小学生では、放課後、学校の校庭で走り回って遊んだり、家に帰ってからはランドセルを放り投げて外にあそびに行ったりするときである。

　ところが、現代の子どもは、とくに、遅寝・遅起きの子どもは、体温リズム

が後ろにずれているから、朝は眠っているときの低い体温で起こされることになる。機嫌は悪いし、イライラもしてくる。幼稚園や保育園に着いても、体温が上がらず、みんなと遊ぶことができない。一方、体温の高まりのピークは、夜になる。夜は、体温が高く、からだが活動的になっているから、寝かしつけても眠れない。

　これを生理学的にみると、深夜0時ごろに、脳の中にメラトニンというホルモンの分泌がピークを迎え、脳温を下げてくれるから、体温も下がってぐっすり眠れる。そして、明け方から、今度はβ―エンドルフィンやコルチゾールというホルモンが出て脳内温度を高め、元気や意欲を出してくれるのである。ところが、生活リズムの崩れた生活をずっと送っていると、ホルモン分泌が悪くなり、睡眠の質も悪くなって、長い睡眠が必要になったり、朝、起きられなかったりする。もちろん、午前中いっぱい寝て、夜に活動するからだになってしまうことがある。そうなってくると、日中、学校に行けない不登校の状態にもなっていくわけである。

　小学校に上がっても、短時間睡眠が続いていると、勉強にも大きく影響する。短時間睡眠の子どもに多い特徴は、「注意力・集中力がない」「いろいろなことが気になってイライラする」「じっとしていられず歩き回る」といった行動で、症状が現れてくる。勉強にも、睡眠リズムの狂いは大きく影響するということである。遅寝・遅起きのように、睡眠リズムが乱れると、朝は眠っているときの体温で起こされて活動を開始しなければならない状況になるから、子どもたちは、ウォーミングアップのできていない状態で、からだが目覚めず、動きは鈍くなってしまう。

　したがって、日中の運動量を増やして、夜は心地よい疲れのもとに、早めにぐっすり眠り、朝は、自然に早めに起きることのできる習慣を作っていくことが大切である。

3.「キレる」子どもと食生活

　キレる子、イライラする子、疲れやすい子に共通した特徴は、食生活が乱れているということである。こうした子どもは、一日のスタートの朝食をしっかりとっていない。食事は、元気なからだをつくるという点でも欠かせないもので、栄養素の補給という点で重要であることはもちろんだが、家族のコミュニケーションを図る絶好の機会で、心の栄養補給もしてくれる。

　食という字は、「人に良い」と書く。つまり、人を良くすることを育む貴重な機会なのである。食事を作って帰りを待っていてくれる家庭には、子どもの問題はほとんど生じていない。また、食卓が楽しいものでないと、健全な子どもは育たない。食卓という居場所が満たされていないと、子どもたちは家に帰ってこない。「家はうっとうしい」「居心地が悪い」「外の方がいい」となって、段々、親から離れていき、夜間徘徊も多くなる。遅くに、深夜営業の店で買い物をしたり、その駐車場で友人とおしゃべりをしたりして、自分たちの居場所を楽しむようになる。ときには、そこで感情のぶつかり合いがあって、ケンカになったりもする。

　問題行動を起こした少年少女の家庭では、共通した問題が3つある。1つは、家族間でコミュニケーションを図る交流の場がない。2つ目は、保護者が子どもの気持ちを理解せず、要求ばかりを押しつける。3つ目は、保護者が子どもとのかかわりをもとうとせず、愛情を育まなかったことが挙げられる。

4.「キレる」子どもと運動

　昔から「子どもは風の子」と言われているが、最近、外で泥んこになって遊んでいる子どもは、めっきり少なくなった。今日、あそび空間、あそび仲間、あそびの時間という3つの間「サンマ」が、子どもたちのあそびの世界から激減している。その現象を、筆者は「間抜け現象」と呼んでいる。

この「間抜け現象」の進行によって、気になるのは、子どもたちの大脳、つまり、理性をコントロールし、社会性を育て、高いレベルの心をつくる前頭葉の働きが弱くなっているということである。

　鬼ごっこで、友だちから追いかけられて必死で逃げたり、木から滑り落ちそうになって一生懸命に対応策を試みたりすることで、子どもたちの交感神経は高まっていく。ところが、現在では、そのような架空の緊張体験がなかったり、危険が伴いそうなあそびは即座に制止されたりで、発育・発達上で大切な大脳の興奮と抑制という体験が子ども時代にもてなくなっているのである。

　また、あそびを通じて、友だちと関わり合いながら、成功と失敗を繰り返し、その体験が大脳の中にフィードバックされていくと、大脳の活動水準がより高まって、思いやりの心や将来展望のもてる人間らしさが育っていく。あそびには、すごい効果がある。とくに、ワクワクさせるあそびは、子どもたちの運動エネルギーをしっかり発散させて、情緒を安定させる。さらに、時間の流れや空間の認知能力を発達させる。

　しかし、幼少児期に、この３つの間（サンマ）が生活の中に保障されていないと、小学校の高学年になっても、興奮と抑制のコントロールのできない幼稚なままの状態でいるということである。つまり、興奮することがない、あるいは興奮することだけが強くなって、抑えが効かない状態にもなる。人との交流も下手で、将来の計画を培うことも不得手になるのである。

　大人に向かう時期になっても、抑えが効かなく、計画性のない突発的な幼稚型の行動をとってしまうことにつながる。教育が悪い、教師が悪いと、よく言われるが、どんなに優秀な教師がいても、子ども時代に、人と関わる中で理性をコントロールし、社会性を育む体験をしっかりもたせていないと、こういう子どもが育っても仕方のないことである。

　また、最近の子どものあそびというと、テレビやビデオ、テレビゲーム、スマホを使っての静的で、かつ、対物的なあそびが多くなってきた。そのせいもあって、子どもたちの姿勢が悪くなった。テレビを見る姿勢が悪い。それを注意してくれる大人もいない。運動する時間が少ないために、体力も弱く、正しい姿勢を維持できない子どもたちも増えている。悪い姿勢の子どもが増えてき

たのは、単に生活環境や姿勢を保つ筋力低下の問題だけでなく、前頭葉の働きが弱くなっているため、脳の「よい姿勢を保とう」という意志が起こらない。そういう意志が持続できないことも、原因の1つと考えられる。

　からだを使ったあそびの減少は、大脳の発達を阻害する。生きる力の土台となる自律神経を育て、大脳の活動水準を高めるためには、戸外での運動あそび、とくに鬼ごっこやかくれんぼ、缶けり等の、架空で安全な緊急事態が備わっている運動あそびの実践が、是非とも必要である。つまり、心臓がドキドキいって、汗をかくぐらい運動量のあるあそびが必要ということである。その中での対応経験が、子どもたちの生きる力の土台となっていく。

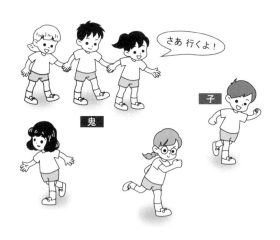

5. キレない食事

　肉ばっかりで魚を食べない。野菜も緑黄色野菜が嫌い。これでは、性格も荒れてくる。なかでも、魚にはDHA（ドコサヘキサエン酸）が非常に多く含まれていて、神経細胞の働きをよくしてくれる。人に危害を加える、気分がカーッとする、キレるという攻撃性が下がるので、魚を食べさせるようにしたい。

　そこで、健康によく、脳の働きを活発にする食材を表2－4－1に示しておく。それらは、「孫はやさしい」と覚えてみよう。「ま」は豆類。「ご」はゴマ。「は」（わ）はわかめをはじめとする海草類。「や」は野菜。「さ」は魚。「し」はしいたけをはじめとするきのこ類。「い」はイモ類である。これらの食材を使って、子どもが好みそうな料理に仕上げてみる。

　ちなみに、日常的に豆類を食べると、記憶力が高まる。記憶に関わっているレシチンという物質が含まれているからである。

表2－4－1　脳の働きを活発にする食材

ま	豆　類 ・納豆・大豆 ・ピーナッツ ・豆腐・味噌	豆類には、レシチンという物質が含まれており、このレシチンがアセチルコリン（神経伝達物質の一種）になり、記憶力に関わる。したがって、日常的に豆類を食べると記憶力が高まる。また、豆類には、タンパク質とマグネシウムが豊富に含まれている。
ご	ご　ま ・ごま ・ナッツ類	老化の原因となる活性酸素を防ぐ抗酸化栄養素である。また、食品添加物に含まれる有害物質と結合しやすく、添加物のからだへの吸収を阻害して排出してくれる「亜鉛」を含んでいる。
は	わかめ ・わかめや昆布 などの海草類	わかめや昆布などの海草類には、カルシウム等のミネラルが豊富に含まれている。カルシウムは、集中力を高め、落ち着きを与える働きがある。ミネラルは、老化や生活習慣病の予防に役立つ。
や	野　菜	ビタミンを多く含み、脳内でブドウ糖代謝に関与し、栄養吸収の手助けをする。βカロチンやビタミンCを豊富に含む。
さ	魚	DHA（ドコサヘキサエン酸）とEPA（エンコサペンタエン酸）が非常に多く含まれていて、神経細胞の働きを良くしてくれる。脳の神経細胞の発達に良く、うつ病になりにくくなる。また、人に対して危害を加える、気分がカーッとする、キレるという攻撃性が下がる。
し	しいたけ （きのこ類）	ビタミンDが豊富に含まれている。また、食物繊維が多く含まれ、動脈硬化や大腸がんの予防に寄与する。
い	い　も （穀　類）	ビタミンを多く含み、脳内でブドウ糖代謝に寄与し、栄養吸収の手助けをする。そして、腸内環境を整える食物繊維が豊富に含まれている。

第5章

ふれあいの大切さ・命の重み

1．命の重み

　総務省統計局によると、「平成29年4月1日現在における子どもの数（15歳未満人口）は、前年に比べ17万人少ない1,571万人で、昭和57年から36年連続の減少となり、過去最低」となっているとのことであり、依然として少子化に歯止めがかかっていない[1]。

　しかし、このような状況に反し、子どもが犠牲となる事件は後を絶たず、全被害件数に占める子ども（13歳未満）の被害件数の割合は、近年、上昇傾向にある[2]。

　また、児童虐待件数も年々増え続け、それにより死亡する子どもの人数も高水準を維持している。さらにその虐待者は、実母が最も多く、次いで実父となっている[3]。

　このような現状は、父母や祖父母といった身近な大人、そして子どもを取り巻くすべての大人が、子どもの「命」を軽視していると言わざるを得ない社会になりつつあるとも言えるであろう。そして、その背景には、少子化や核家族化、地域社会とのつながりの希薄化、情報化社会といった、現代社会における多くの問題が潜んでいると考えられる。

　かつては、幼い頃から面倒をみてくれたり、大事に可愛がってくれたりした祖父母が死にゆく姿を目の当たりにすることで、祖父母の想いや苦しみを受け止め、子どもたちは人間の老いについて考え、生命の尊さを実感していた。言い換えれば、祖父母は自分たちの死をもって、孫たちに「命」の尊さやすばらしさを伝えていたのである。しかし、核家族化の進行により、寂しいことでは

あるが、今では祖父母の死の知らせを電話で聞き、そのまま葬式の場に出向き、亡きがらと面会するだけの子どもたちが多くなったのである[4]。

　また、子どものあそびにも変化がみられるようになった。幼稚園において、入園したばかりの4歳児に自由画を行った。ある男児の作品を見ると、そこには何人もの人が血を流しているという、とても痛ましい場面が表現されていた。また、その絵画の説明を、教師や友だちに笑顔で行う姿がみられ、とても心配になった。

　情報化といわれる環境の中で、電子ゲーム機器が発達し、子どもが容易に手にし、遊べる時代である。仮想世界とはいえども、日常的に人を殴り、蹴飛ばし、倒すという光景が繰り広げられており、それはまた、スイッチひとつで簡単にリセットされ、元通りになるのである。そこには、自分自身が感じる身体的な痛みはもちろんなく、ましてや心の痛みを感じることもない。つまり、仮想世界の中で、「死」というものを身近に感じていながら、現実世界からかけ離れた「死」と出合うだけで、深い意味合いから「死」を理解することはできないのである[5]。また、幼児期の自己中心性という特性を考えると、仮想世界と現実世界とを、きちんと区別して捉えられているとは考えにくい。

　幼児期に様々な人とふれ合い、からだを動かして遊び込む経験が乏しいと、本当の意味での「死」に対する理解や判断が十分にできないまま成長をしてしまうことになる。その結果として、成長してから「子どもの頃から人を殺してみたかった」「（殺害するのは）誰でもよかった」等という凶悪犯罪へと発展することにもなりかねず、早急な対応が望まれる。

　この世の中から去っていく「命」がある一方で、誕生する「命」もある。厚生労働省は、2016（平成28）年における「合計特殊出生率」は1.44となり、前年から0.01ポイント低下し、出生数が97万6,979人と初めて100万人を割ると発表した[6] [7]。

　このような少子化の影響で、きょうだいのいる世帯も減少している。そのため、母親が10月10日もの間、お腹にいる赤ちゃんを大切に育てる姿や、徐々に大きくなる母親のお腹を見たり、胎動を感じるという機会も少なくなっている。また、母親だけでなく、父親や祖父母といった身近な大人が誕生を楽しみ

に待ち望むなかで、生まれてきたということが十分に感ぜられず、自分がいかにして誕生したのかを知らない子どもも増えている。

　このような現代社会において、保育所や幼稚園における役割は大きいものと考える。多くの園は、行事の一つとして、誕生日会を取り入れている。誕生日を迎える子どもへのインタビューやクイズ、出し物といった楽しい計画を立案し、誕生日会に期待感をもてるようにすることで、誕生日を良いイメージとして肯定的に捉えることができるのである。また、いろいろな人から、そして多くの人から祝福される喜びを感じる機会ともなる。さらに、父母の参加を促したり、父母からのメッセージをもらい、生まれた時のことや、成長の喜びを伝えることで、子どもは望まれた「命」であることや、大切に育てられていることを実感するのである[8]。また、父母にとっては、子どもの成長過程を振り返り、親としての喜びや葛藤、そして責任感を改めて実感する機会ともなる。そして、保育者は、このような親子間でのやりとりを見て、子どもの大切な「命」を預かっている、ということにも改めて気づかされるのである。

　家族やまわりの人びとに大切にされた経験を積み重ね、子ども自身が自己肯定感を持てるようになると、視野や行動範囲にも広がりがみられるようになる。すると、身近に存在する動植物等の生き物にも目を向けられるようになり、愛着をもって育てるなど、その成長を大切に見守る姿も育まれ、併せて生命の尊さを感じられる機会ともなる。

　生き物やまわりの人びと、そして自分自身を大事にできるような保育内容を実践していくには、やはり、家庭との連携が不可欠である。また、幼児期は、「生きる力」の基礎を育む大切な時期であるが、それは、父母や祖父母といった家族、さらには子どもを取り巻く社会によって支えられ、生かされている大切な「命」であるというしっかりとした土台の上に成り立つものである。そのためには、まず、その土台を築くべく、大人が自身を振り返り、さらには子どもを取り巻く環境や社会を見直していくことが重要である。そして、子ども自身も「生きる力」を持っているということをきちんと認識した上で、子どもにとって"今"何が必要なのかを考え、しっかりと見極めていかなければならないであろう。そして、それにはまた、子育てに自信が持てず不安になったり、孤

立感が高まっている保護者に対する支援も必要なのである。

2．責任感とお手伝い

　親が「ゴミを出すから、手伝って」と言うと、「勉強しているから、だめ」と答える子ども。子どもたちの集まりがあっても「勉強があるから、出なくていいよ」という親。
　このように、子どもが勉強を口実として、しなくてもよいことや許されることが増えてきている。と同時に、子どもたちは人間として「しないといけないこと」や「人と生活する上で協力しなければならないこと」を避けるようになってしまった。これでは、人と協力する態度や人への思いやりの心は育たない。
　「ちょっと気をつけたら自分にできること」を実行すれば、だれかが助かったり、楽になったりするものである。そんなときに、子どもが感じる人に対するありがたみは、きっと思いやりに発展する。一方で、自分の側も人の役に立って感謝されることによって、生きる自信が深まっていく。だから、少しの時間であっても、子どもたちにはお手伝いをする経験をさせたり、積極的に人の輪に参加させたりしてもらいたい。そして、子どものお手伝いをもっと評価してあげてほしい。子どもは、ほめられることで自信がつき、さらなる意欲がわいてくる。そうすれば、人の話を真剣に聞く態度も自然に身についてくる。
　今日の子どもは、何かをしながら人の話を聞いたり、機械的にあいさつしたりする傾向にある。心の通うコミュニケーションづくりには、まず意欲をもって目を合わせ、対話ができるようにさせたいものである。具体的には、朝の「おはよう」というあいさつを大切にすることからはじめ、礼儀を身につけさせたい。また、お手伝いやおつかいをさせることによって、様々な感情が生じる。そんなときこそ、親子の対話をしっかりともち、良い行いは、しっかりほめてもらいたい。さらに、家庭内で年中行事や催しを積極的に計画すれば、親子関係をよりしっかりしたものにすることができる。
　真剣に「思いやりのある子に成長してほしい」と願うのならば、親の方も日

頃から掃除をしたり、祖父母を大切にしたりする姿を見せておくことが大切である。掃除は、奉仕の心や思いやりが育つだけでなく、仲間をつくる、季節を感じる、土と接するといった点で、人間形成にも貴重な活動といえる。子どもの心とからだは、見えないところで想像する以上に深く結びついている。生活態度の悪化は、子どもたちが私たち大人に「危険信号」を送っていると考えるべきであろう。

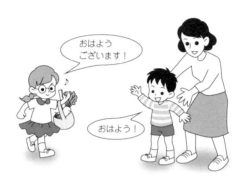

【文　献】
1）総務省統計局
　　http://www.stat.go.jp/data/jinsui/topics/topi1011.htm#aI-1
2）警察庁
　　https://www.npa.go.jp/hakusyo/h25/honbun/html/pf221000.html
3）厚生労働省
　　http://www.mhlw.go.jp/seisakunitsuite/bunya/kodomo/kodomo_kosodate/dv/about.html
4）前橋　明他：乳幼児の健康，大学教育出版，p.142，2007.
5）同上，p.141.
6）厚生労働省：平成28年人口動態統計月報年計（概数）の概況，p.6，2017.
　　http://www.mhlw.go.jp/toukei/saikin/hw/jinkou/geppo/nengai16/dl/gaikyou28.pdf
7）産経ニュース
　　http://www.sankei.com/life/news/170602/lif170602005l-n1.html
8）笹井美佐：平成13年度 豊かな人間性をはぐくむ性教育，教育実践記録集 第28集，厚木教育研究所，p.38，2002.

第 6 章

生命力の低下と今後の方向

　近年の子どもたちの生活上の問題点を、健康面から探ってまとめてみると、①日中の戸外あそびが少なく、遅寝遅起きに、②運動不足による肥満、③徒歩通園をしないため、精神力・持久力が低下、④朝食をとらないため、排便が不安定、といった様々な問題点が見つかった。そして、子どもたちは、朝から疲労を訴え、遊びたがらない状態になっている。

　こうした状態が続けば、一体どうなるのだろうか？　夜型の乱れた生活を繰り返していると、幼児でもストレスがたまり、様々なからだの不調を訴える。頭痛、胃痛にはじまり、下痢、不眠、発汗異常や睡眠障害も頻繁にみられてくる。心身ともに疲れていくことで、自律神経系の機能低下まで起こる。

　人間は、長い歴史の中で、昼に活動し、夜に眠るという生活リズムをつくってきた。自律神経も、日中は交感神経がやや優位に緊張し、夜眠るときは副交感神経が緊張するというリズムをもっている。しかし、子どもの生活リズムが悪くなると、自律神経の本来の働き方を無視することになる。自律神経は、内臓や血管、腺などに分布して、生命維持に必要な呼吸、循環、消化吸収、排せつ等の機能を自動的に調節しているが、生活のリズムが悪いと、反射的に行われるこれらの調節ができなくなる。また、幼児期からの習いごとが増えたため、脳が処理すべき情報量も増加しており、それに反比例した睡眠時間の減少は、子どもたちにとって大きなストレスとなり、常に緊張状態が続くようになってきた。

　これでは、幼児期から副交感神経の著しい機能不全が起こっても仕方がない。つまり、生体リズムを支える脳機能にマイナスの変化が生じることになる。脳もオーバーヒート状態になり、時差ぼけと同じような症状が現れてくる。この

状態がさらに慢性化し、重症化すれば、睡眠は浅く長いものとなり、摂食リズムの乱れや体温リズムの乱れ、ホルモンの分泌異常を生じて、活動能力は極端に下がっていく。さらに、将来、小学校から中学校、高校へと進学するプロセスの中で、勉強にまったく集中できず、日常生活も困難となり、家に閉じこもるような事態も予想される。つまり、学力低下、体力低下、心の問題となって表面化していくのである。

今日の大きな問題は、生体リズムの混乱に伴う、子どもたちの生命力そのものの低下であり、それは、生活リズムの乱れが背景となり、脳・自律神経機能の低下や障害、エネルギー代謝異常などが複雑に絡み、子どもたちを活気のない状況に追いやっているのである。

だからこそ、この機に、子どもたちの生活点検をして、大切なことや改善すべきことを再考していきたいものである。まずは、できそうなところから、1つずつ取り組んでいくことが大切である。家庭の状況に応じて、課題を1つ設定し、あきらめずに挑戦してみよう。1点突破・全面改善への期待がある。

1. 親子ふれあい体操と親子クッキングのススメ

わが国では、子どもたちの学力低下や体力低下、心の問題の顕在化が顕著となり、各方面でその対策が論じられ、教育現場では悪戦苦闘をしている。子どもたちの脳・自律神経機能の低下、不登校や引きこもりに加えて、少年犯罪などの問題も顕在化しており、それらの問題の背景には、幼少児期からの「生活リズムの乱れ」や「親子のきずなの乏しさ」が見受けられ、心配が絶えない。

子どもたちが抱えるいろいろな問題の改善のためには、大人たちがもっと真剣に「乳幼児期からの子ども本来の生活」を大切にしていくことが必要なのである。夜型の生活を送らせていては、眠気やだるさを訴えるのは当然である。睡眠不足だと、注意集中ができず、また、朝食を欠食させているとイライラ感が高まるのは当たり前。授業中にじっとしていられず、歩き回っても仕方がない。

幼いときから、保護者から離れての生活が多いと、愛情に飢えるのも自然なこと。親の方も、子どもから離れすぎると、愛情が維持できなくなり、子を愛おしく思えなくなっていく。便利さや時間の効率性を重視するあまり、徒歩通園から車通園に変え、歩くという運動量確保の時間が減っていき、親子のふれあいコミュニケーションが少なくなり、体力低下や外界環境に対する適応力も低下している。テレビやビデオの使いすぎも、対人関係能力や言葉の発達を遅らせ、コミュニケーションがとれない子どもにしていく。また、朝食が作れない保護者まででてきた。「朝、親が起きない」「親が食事を作らない・作れない」等の理由で、悩んでいる子どもがいるのだ。そんな状態で、日本の子どもの学力向上や体力強化は図れない。キレる子どもや問題行動をとる子どもが現れても不思議ではない。

　ここは、腰を据えて、乳幼児期から親子のふれあいがしっかりもてて、かつ、からだにも良いことを実践していかねばならないだろう。そこで、２つの提案がある。それは、「親子体操」と「親子クッキング」の実践である。まず、親子で遊んだり、体操をしたりする機会を設けるのだ。子どもといっしょに汗をかいてもらいたい。子どもに、お父さんやお母さんを独り占めにできる時間をもたせてもらいたい。親の方も、子どもの動きを見て、成長を感じ、喜びを感じてくれることだろう。他の家族がおもしろい運動をしていたら、参考にしてほしい。子どもががんばっていることをしっかりほめて、自信をもたせてほしい。子どもにも、動きを考えさせて、創造性を培ってもらいたい。動くことで、お腹がすき、食事が進む。夜には、心地よい疲れをもたらしてくれ、ぐっすり眠れる。親子体操の実践は、食事や睡眠の問題改善にしっかりつながっていくのだ。

　食事づくりの苦手な親御さんのためには、親子クッキングの会はいかがだろうか。子どもと楽しみながら、料理の仕方、食事の作り方を楽しく学んでもらいたい。子どもの方も、その会がお手伝いの活動となって、他者に協力する力や態度、マナーが身についていく。

　親子体操や料理教室は、これまで、いろいろなところで、取り組まれている内容である。でも、それらをみんなで本気で実践するために、地域や社会が、

町や県や国が、本気で動いて、大きな健康づくりのムーブメントを作っていくことが重要である。こんな体験をもたせてもらった子どもは、きっと勉強や運動にも楽しく取り組んで、さらに家族や社会の人々とのコミュニケーションがしっかりとれる若者に成長していくはずである。

急がば回れ、乳幼児期からの生活やふれあい体験を大切にしていこうではないか。

2．育つ寝つきのよい子
　　　―寝つきをよくするためには―

① 昼間、楽しく、おもしろく、満足のいくあそびや運動に熱中させ、笑いの時間をもたせる。とくに、戸外での運動あそびは、夜に心地よい疲れを生じさせて早く眠りにつけ、質のよい睡眠をもたらしてくれる。

② 夕食を午後7時までにすませる。夕食を午後7時過ぎに始める家庭の子どもの多くは、就寝が午後10時を過ぎてしまう。夕食時刻がずれると、入浴も遅くなり、いろいろな生活の節目が乱れてくる。幼児の夕食は、午後6時から7時の間が適している。また、夜は腸の消化力が下がってくるので、午後7時を過ぎての多量な夕食は控えることが重要である。

　さらに、夜遅くの夕食は、肥満の原因になったり、夜尿を誘発させたり、翌朝の食欲が高まらない引き金にもなる。とくに、午後7時30分を過ぎてからの夕食は、子どもにとっては、「不健康食」といえる。気をつけてもらいたい。

③ 遅い父親の帰りを待って、夕食や入浴をしようとする家庭が増えてきたが、父親の遅い時間に子どもをつき合わせていたら、子ども本来の育ちを乱して、子どもの未来を弱くしていく。夕食が遅くなることは、子どもにとって、本当にかわいそうなことなのである。

④ 夕食は、できるだけ薄味で食べさせるようにする。

⑤ 夕食後には片づけを手伝わせ、家族だんらんとして、子どもといっしょ

にはしゃいで遊ぶ時間も少し設けてもらいたい。子どもが小さければ、家の中を這いまわって遊ぶことをおすすめする。子どもに満足感を与えるだけでなく、子どもの全身機能の発達や腕や手の育ちにも役立つ。10分〜15分程度で十分である。逆に、運動量が多すぎると、かえって血液循環がよくなりすぎて、眠れなくなるので、要注意。

⑥ 寝る前には入浴をし、入浴後は少し水分補給をさせておく。
⑦ 寝る前には、小便をすませ、はだかになって寝巻きに着替えさせる。
⑧ 寝床に入れて、電灯を消し、部屋を暗くする。「おやすみ」と言った後は、静かにする。もちろん、音が聞こえないようにする配慮が必要である。寝つくまでは、暗く、静かな環境の中で、子どものそばにいてもらいたい。

また、寝つきの悪い子どもを眠らせようと、口うるさくうながしたり、叱ったりすると、かえって、中脳や視床下部など、眠りを担当する脳を興奮させて、眠れなくする。

寝つきのよい子は、昼に運動エネルギーをしっかり発散し、あわせて情緒の解放を図っているので、夜には心地よく疲れがでてくる。つまり、日中の活動が充実していると、「おやすみ」と言った後、「あれ？もう眠っている！」というように、眠りへの導入が非常に早くなるのである。

これらのことを大切に考えると、幼児は、夜8時頃には眠ることがたいへん重要であることがわかるだろう。十分な睡眠を保障して、子どもたちの未来を豊かにしたいものである。

3．外あそびで治る夜型（遅寝遅起き）のリズム

保育園や幼稚園、小学校に登園・登校しても、無気力で、遊んだり、勉強したりする意欲がない。落ち着きがなく、集中できない。すぐイライラしてカーッとなる。そういった不機嫌な子どもたちが増えているが、その背景には、夜型生活、運動不足、食生活の乱れからの心やからだの異変がある。

こういう子は、きまって寝起きが悪く、朝から疲れている。そこで、運動の

実践で、自律神経を鍛え、生活のリズムを築き上げる自然な方法をおすすめする。とくに、本来の体温リズムがピークになる午後3時から5時頃が動きどきである。この時間帯に、戸外でからだを使って遊んだり、運動したりすると、おなかがすいた状態で夕食を食べ、夜は心地よい疲れを生じて早く眠くなる。そして、朝は、ぐっすりと眠ったことにより、機嫌よく起きられる。

　実際、午後3時以降に積極的に運動あそびを取り入れた高知県吾川村の名野川保育所では、「夜8時台に寝つく子どもが増え、登園時の遅刻も激減した」と、報告された。

　今日の子どもを取り巻く環境は、冷暖房にテレビ、ビデオと、室内環境が豊か過ぎる。しかも、テレビやビデオをお迎えが来るまで見せている保育園も多くみられるようになってきた。幼稚園や小学校から帰っても、あそび仲間が集えなく、個別に家庭での室内あそびを余儀なくされている子どもたちが増えている。これら環境の問題が、子どもたちの生活リズムに合った活動を、かえって邪魔をしている。

　要は、体温の高まりがピークになる午後3時頃から、戸外で積極的にからだを動かせば、健康な生体リズムを取りもどせる。低年齢で、体力が弱い場合には、午前中にからだを動かすだけでも、夜早めに眠れるようになるが、体力がついてくる4歳から5歳以降は、朝の運動だけでは足りない。体温の高まるピーク時（ゴールデンタイム）の運動も、ぜひ大切に考えて取り入れてもらいたい。

　幼少児のからだを整えるポイントは、次の4点である。
　① 体温がピークになる午後3時から5時頃にからだを動かす。
　② 夕食をしっかり食べて、夜9時前には寝る。
　③ 朝7時前には起きて、朝食を摂り、排便をする。
　④ 午前中もできるだけ外あそびをする。

4. 生活リズム改善へ向けての日中のあそびや運動に集中する知恵

　生活リズムの改善には、「早寝・早起き」を基本とすることが良策である。今日、約4割の幼児の就寝が午後10時を過ぎている現状は、国家的な危機である。この夜型化した子どもの起床や朝食開始の時刻の遅れを防止する具体策は、就寝時刻を現状よりも1時間早めることである。これによって、充実した園内生活を体験させるために必須の条件である朝食の摂取と朝の排便が可能となり、登園後の生活の中で、子どもたちは情緒の安定と対人関係の充実をよりいっそう図っていくことができるだろう。

　つまり、幼児の生活リズム上における問題点の解決は、「就寝時刻を早めること」であるが、そのためには、「子どもたちの生活の中に、太陽の下での戸外運動を取り入れること」が極めて重要である。子どもの場合、生活リズムに関する問題解決のカギは、毎日の運動量にあると考えるので、まずは、子どもの生活リズムを立て直すための「日中のあそびや運動に集中するための方法」を探る必要がある。

　そこで、その方法をいくつか考えてみたので、紹介する。各家庭で、手軽にできることから始めてもらいたい。

- 前夜からよく寝て疲れを回復させておく。十分な睡眠をとらせておく。
- 朝食をしっかり食べさせる。
- 朝にウンチをすませ、すっきりさせておく。
- 朝、子どもを気分よく送り出す。笑顔で送り出す。
- 歩いて登園させて体温を高め、朝のからだのウォーミングアップをさせる。
- のびのびと遊べる空間・あそびの場所を用意する。
- 友だちと遊べる環境を用意する。
- 自由なあそびの時間をしっかり与える。親は自分のこと（家事）ばかりに気を取られず、子どものあそび時間を確保する。
- 親（保育者）も、子どもといっしょに遊ぶ。

・楽しさの経験ができるあそびを紹介・伝承する。
・季節の戸外あそびや運動の楽しみ方を、親が実際の体験を通して教える。
・テレビ・ビデオはつけず、おやつや食べ物は目につかないようにする。
・子どもの興味のあるあそびや運動をさせる。
・好きなあそびや運動をしているときは、そっとしておき、熱中させる。
・上手に運動しているところや良い点は、オーバーなくらいしっかりほめ、自信をもたせ、取り組んでいる運動を好きにさせる。
・子どもが「見てほしい」と願ったら、真剣に見て、一言、「よかったよ」とか「がんばったね」と言葉を添える。良いところは何かを、具体的に伝えると、さらに良い。
・昼寝をさせて、からだを休めておく。
・子どもが服を汚して帰ってきたら、叱らずに「よく遊んだね！」と言ってほめる。
・ふだんから、からだをよく動かす習慣にしておく。

5．旬の食べ物・四季のあそびを大切に

　今日の子どもの生活を見渡すと、食べ物でも、運動でも、季節や自然との遊離を強く感じるようになってきた。野菜や魚介などの実りの時季で、最も栄養価が高くなって、いちばん味の良い時季のことを旬と言うが、今日では、四季の変化に応じて、旬のものを食べることも、四季ならではのあそびや運動をすることも少なくなり、メリハリがなくなってきたように感じる。

　筆者が子どもの頃は、いちごは初夏からしか食べられなかった。しかし、今では、年中、いちごが店頭に並び、いつでも食べられるようになった。また、夏には、暑いので水あそびや水泳をした。冬に湯を沸かして、泳ぐことはしなかった。水あそびが始まると、そこに泳ぎや潜りの競争あそびが自然に始まった。知恵や創造性が、四季折々に大きく育まれていったのである。この四季の特徴を生かしたあそびが、季節の旬の活動であり、そこで多くのあそびのバリ

エーションが子どもたちの知恵（創造性）により生み出され、その工夫の積み重ねと活動体験が生きる力の土台となっていったのである。

つまり、かつての子どもたちは、自然の変化に応じて、その時々の旬の食べ物を食べ、豊かな栄養を得て、季節の特徴を生かして考えだしたあそびや運動を楽しんでいたのだ。また、四季があるということは、寒いときもあり、暑いときもあるということであるから、それだけ幅の広い温度差に接し、からだも、その差に対する対応力や抵抗力を身につけなければならないわけである。

もっと自然にふれて、暑いときには、暑いときにしかできない旬のあそびや運動をしっかり経験させることで、身体機能を向上させるだけでなく、人間のもつ五感を十分に養い、豊かな感性を四季の変化の中で、自然な形で育てていくことにつながる。

自然破壊が進む中で、私たち大人は、子どもたちに、もっと自然の大切さや魅力をあえて教え、とりわけ、日本では、四季の変化に応じた自然からの恵みを受けている「幸せ感」を感じる体験をさせてもらいたい。

自然に対し、自然からの感動や安らぎを得た経験をもつ子どもたちこそ、本当の自然の大切さを感じることのできる大人になっていくことができるのである。

6．子どもの生活と疲労症状 —研究知見の紹介—

① 子どもの疲労の訴えは、月曜日に多く、とくに、月曜日の「ねむけとだるさ」の訴えは、火曜日から金曜日の訴えよりも顕著に多いことを確認した。近年の子どもは、月曜日に「ねむけとだるさ」「注意集中の困難」の疲労症状を多く訴えている。これは、週末の活動の疲れが、翌日の月曜日に表れて睡眠不足の症状を出しているということであろう。つまり、日曜日における遠出のレジャー、親の外出のつきあい、過度な習いごと等の極端な生活パターンの乱れによる影響と思われる。休日においても、ふだんと同じような規則正しい健康的な生活リズムを維持させることが望まれる。

② 夜間に、9時間程度の短い睡眠時間の幼児は、翌日に「イライラする」「じっとしていられない」「注意できない」等の精神的な疲労症状を訴える。そのため、幼児期には、少なくとも10時間以上の睡眠時間の確保が望まれる。睡眠時間が10時間以上の幼児は、室内あそびよりも、戸外あそびをすることが多いことがわかっている。

③ 午後10時をすぎて就寝した遅寝の幼児は、翌朝9時の疲労の訴えが顕著に多いことがわかった。つまり、就寝時刻が遅いと睡眠時間は短くなり、朝食があまり食べられず、登園時（午前9時）の体温は低くて、疲労感の訴えは多くなる。そして、日中に運動あそびをしないことや夜におやつや夜食を食べることが、就寝の遅れや睡眠時間の短縮を招くと同時に、翌朝の起こされての起床や朝食の欠食、食欲不振、排便のなさへの誘因となっていく。そして、午前9時の握力値を弱めていくのである。さらに、就寝時刻が遅い場合、朝食をしっかり食べる子どもの割合は少なく、食べない子どもの出現が確認されている。なお、起床時刻が午前6時台の幼児は、朝食をしっかり食べていることもわかっている。

④ 午後9時前に就寝、10時間以上の睡眠時間を確保して午前7時前に起床し、朝食を摂取した幼児の中で、家庭において排便をすませて登園した幼児の握力値は、排便のなかった幼児に比べ、一日中高く維持される。

⑤ 1日の疲労の訴えを低く維持するためには、就寝時刻を午後9時よりも前にすることと、十分な睡眠をとらせて、子どもを疲労の少ない状態で保育園や幼稚園に登園させることである。それによって、園内の生活において、十分な身体活動量を確保することができる。ちなみに、就寝時刻の遅い幼児は、祖父母同居の家庭の幼児よりも核家族の家庭において多く見られ、また、午後3時以降に運動あそびをしっかりしない子どもにも多く見られている。要は、日中にからだを動かして、よい汗をかいてもらいたいのである。そうすれば、食欲を高めるだけでなく、夜には、心地よい疲れを得て、自然とはやく眠ることのできるからだができあがる。そして、朝から、すっきりとした良いスタートが切れるのである。

7. 一点突破・全面改善のための知恵

　子どもと保護者の生活調査や生活リズム研究を通して、わかってきたことを、以下に示す。

① 年齢が低く、体力の弱い子どもは、午前中のあそびだけで、夜には疲れを誘発し、はやく眠くなるが、加齢に伴って体力がついてくると、午前中のあそびだけでは疲れをもたらさず、遅くまで起きていられる。もう1つ、午後のあそびが必要である。とりわけ、午後3時以降の積極的な運動あそびで、しっかり運動エネルギーを発散させ、情緒の解放を図っておくことが、夜の入眠を早める秘訣である。

② 夕食の開始が午後7時を過ぎると、就寝が午後10時をまわる確率が高くなる。幼児には、午後6時から7時頃までに夕食を始めさせるのがおすすめである。

③ 朝、疲れている子どもは、テレビやビデオの視聴時間が長く、夜、寝るのが遅い。そして、睡眠時間が短く、日中の運動量が少ない。その母親の携帯メールの実施時間は長いことがわかっている。ともに、夜は物とのかかわりをしており、親子のふれあい時間が少ないのが特徴である。

④ 夜8時になったら、環境を暗くし、夜を感じさせて、眠りへと導こう。テレビのついた部屋は、光刺激が入るので眠れない。電気を消して、部屋を暗くすることが大切である。

⑤ 朝になったら、カーテンをあける習慣を作る。朝には、陽光を感じさせ、光刺激で目覚めさせよう。

　生活は、1日のサイクルでつながっているので、生活習慣（時間）の1つが悪くなると、どんどん崩れていく。しかし、生活の節目の1つの生活習慣（時間）が改善できると、次第にほかのことも良くなっていくというロマンがある。これら5項の知恵を参考にして、生活改善の作戦を立ててみよう。あきらめないで、問題改善の目標を1つに絞り、1つずつ改善に向けて取り組んでいこう。必ずよくなっていく。

第7章

まとめ
食べて、動いて、よく寝よう！
——学力低下、体力低下、心の問題に歯止めをかける生活リズム向上戦略——

1．近年の子どもたちが抱える3つの問題

近年の子どもたちの生活をみて、気にかかることを、3つ、ご紹介させていただく。

（1）睡眠リズムの乱れ

第一に、今の子どもたちは、夜型の生活に巻き込まれている点である。幼児でありながら、午後10時を過ぎて就寝する子が、40〜50％いる。寝る時刻が健康的なリズムより、数時間、遅くずれている子どもたちが増えてきたわけである。そうなると、短時間睡眠になって、注意集中ができず、イライラしてキレやすくなったり、あるいは、睡眠を確保しようと遅起きになったりして、朝のゆとりがなくなってしまう。

したがって、朝食を充実したものにできなかったり、欠食したりするようになる。これが、気になることの二つ目である。

（2）摂食リズムの乱れ

朝食を抜くと、イライラする。今日、朝食を毎日食べている保育園児は、ほぼ85％で、約15％の子が、毎日、朝ごはんを食べていないか、不定期摂取ということだ。排便を家で済ませてから朝をスタートさせることができなくなって、体調もすっきりしないまま登園している子どもたちが非常に多いわけであ

る。これでは、午前中の活動力が低下しても不思議ではない。動きが減ると、体力も高まらない。

（3）運動不足

　気になることの三つ目は、子どもたちの生活の中で、運動量が激減してきていることである。例えば、保育園の5歳児であるが、昭和60〜62年は午前9時から午後4時までの間に、だいたい1万2,000歩ぐらい動いていたが、平成3〜5年になると、7,000〜8,000歩に減ってきた。そして、平成10年以降に入ると、5,000歩台に突入し、昭和時代の半分ほどの運動量に激減した。それに、登降園も、車利用が多くなってきたので、子どもの生活全体の歩数が減ってきて、必要な運動量が不足している。

2．睡眠・食事・運動を軽視して、生活リズムを大切にしなかったら、どうなる？

　睡眠のリズムが乱れてくると、朝ご飯が食べられなくなり、摂食のリズムが崩れていく。エネルギーをとらないと、自発的に、自主的に行動ができなくなっていくのだ。午前中の活動力が低下し、運動不足になってくる。そして、自律神経の働きも弱まってきて、オートマティックにからだを守ることができなくなる。そして、体温調節ができなくなり、やがて、ホルモンの分泌のリズムも崩れていく。

　こういう状態になってくると、子どもたちは、体調の不調を起こして、精神不安定にも陥りやすくなって、勉強どころではない。学力低下や体力低下、心の問題を引き起こすようになっていく（図2−7−1）。

　教育の世界で言う「生きる力」は、医学・生理学で言うと、「自律神経の機能」なのである。ぜひ、小学校就学前から、子どもたちの「睡眠」、「食事」、「運動」というものを、大切に考える大人たちが必要である。意欲をもって、自発的に、自主的に動ける子ども・考える子どもを期待するならば、「食べて」「動

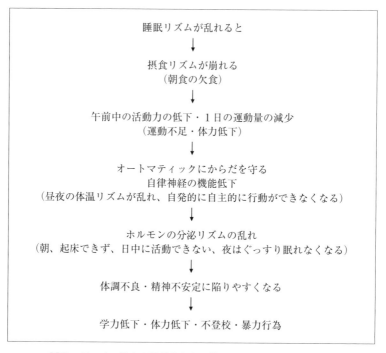

図2-7-1　日本の子どもたちの抱える問題発現とその流れ

いて」「よく寝よう」なのである。是非とも、あそびや運動を導入した生活を、実行に移してもらいたいものである。

3．正しい生活リズムが身につく3つの法則
　―食べて、動いて、よく寝よう―

　ご飯を食べて、日中にしっかり遊び込んだ子どもは、学びが多く、夕食もしっかり食べ、心地よい睡眠となり、生活のリズムが整う。心身のコンディションが良好になることにより、心も落ち着き、カーッとキレることなく、情緒が安定する。

① 食べて

　なにより朝食には、睡眠で低下した体温を上げ、からだを活性化させるウォーミングアップの効果がある。朝食が十分に取れないまま登園すると、午前中の活動を支えるだけのエネルギーが不足する。朝食を抜くと、脳が栄養失調状態になり、集中力に欠けたり、イライラしたりすることにもなる。

② 動いて

　テレビやビデオ視聴よりも、外でからだと心を動かして、友だちといっしょに時を忘れて遊び込むことで、体力が高まるだけでなく、移り変わる外部環境に適応する力や、理性や感情のコントロールのできる社会性をも育んでくれる。

　また、運動によって、体温調節のできる（産熱・放熱機能のよい）からだ、言い換えれば、自律神経の働きの良い、意欲的で自発的に行動できる力を培ってくれる。最も効果的なのは、日中、とくに午後3時～5時の間の運動あそびである。運動のおもしろさや爽快さ、人と関わる集団あそびの楽しさの魅力を、十分に体験させよう。

③ よく寝よう

　日中にからだを動かすあそびをすることで、情緒の解放を図り、心地よい疲れで質の良い睡眠が得られる。寝るときには、静けさと安らぎ、きれいな空気が必要である。午後9時までには、寝させてあげてもらいたい。そして、夜間は、連続した10時間以上の睡眠が不可欠である。

4．すくすく生活習慣チェックシート

健康的な生活になっているか、お子さまの生活習慣をチェックしてみよう！

> ① 食べて！
>   □ 朝食を食べた
>   □ 朝、ウンチを済ませて、1日を開始した
>   □ 夜食は食べなかった
> ② 動いて！
>   □ からだを動かす運動あそびをして、汗をかいた
>   □ 戸外を好んで遊んだ
>   □ 友だちと関わっていっしょに遊んだ
>   □ からだを動かすお手伝いをした
> ③ よく寝よう！
>   □ 夜はお風呂に入ってゆったりした
>   □ 夜は、9時までには寝るようにした
>   □ 夜間に10時間は眠った

　3つの法則（食べて、動いて、よく寝よう）を実践して、就学までに健康的な生活リズムを身につけよう！

> ○が1〜2個……改善できそうなことを1つ選んで、挑戦してみましょう。
> ○が3〜4個……がんばっていますよ。もうすこしです。
> ○が5〜6個……まずまずです。この調子で、もう1つ、挑戦してみましょう。
> ○が7〜8個……なかなか調子づいてきましたね。
> ○が9〜10個……いいですよ。しっかり身についてきましたね。この調子で、
> 　　　　　　　　生活リズムを維持しましょう！

5．生活リズム向上大作戦！
　「食べて、動いて、よく寝よう」

　就学までに健康的な生活リズムを身につけさせるために、沖縄県教育委員会（リーフレット作成グループ代表：島仲由美子先生）といっしょに作成した、県民への啓発パンフレットを紹介する。

第7章　まとめ　食べて、動いて、よく寝よう！　161

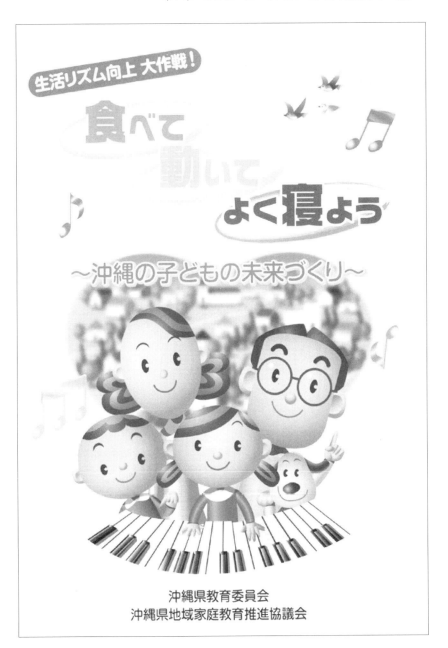

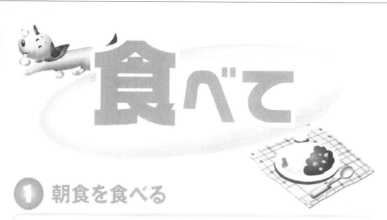

食べて

❶ 朝食を食べる

朝ごはんは1日のエネルギー源です。子どもが園や学校でしっかり活動できるように、バランスのよい食事をできるだけ家族みんなで食べましょう。
　朝食をしっかり食べるためには、朝早く起きて、ゆとりをもつことが大切です。

❷ 朝うんちの習慣を

規則正しい生活をすると、毎朝うんちが出てきます。お腹がすっきりした状態なので、子どもは気持ちよく、安心して、元気に活動することができます。

○脳にとって大切な栄養→ま・ご・は（わ）・や・さ・し・い
　「ま」：豆類　　「ご」：ごま　　「は（わ）」：わかめ
　「や」：野菜　　「さ」：魚　　「し」：しいたけ（キノコ類）　　「い」：いも（穀類）

○食事は「心の栄養補給」
　食事は、栄養素の補給だけをするのではありません。家族のコミュニケーションを図る絶好の機会でもあります。

わが家の工夫

子どもとコミュニケーションをとるためには…
・子どもに、皮むきやお箸並べ等、できることを手伝わせる。
・食事時間にテレビをつけない。

排便の習慣づくりには…
・うんちが出なくても、毎朝、トイレに入って座る。

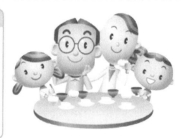

第7章 まとめ 食べて、動いて、よく寝よう！

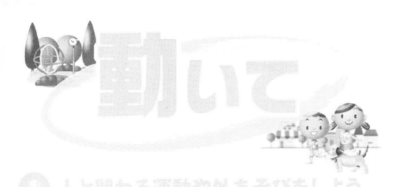

① 人と関わる運動や外あそびをしよう

　友だちといっしょに外で元気に遊んだり、運動したりするとお腹がすき、食がすすみます。また、昼間の疲れで、夜はぐっすり眠ることができます。
　運動は、子どもの体力向上につながります。外あそびで、子ども同士のつながりができ、ルールを守り、他人を思いやる心が育ちます。小さい頃から、人と関わるあそびをしていないと、理性や社会性は育ちません。情緒のコントロールもできないし、反省することや協力することも学べません。

② 汗をかくくらいの運動が必要！

　自発的に、自主的に行動しようとする意欲づくりのためにも、自律神経の働きをよくする運動刺激が必要不可欠です。徒歩通園・通学、からだを動かすお手伝いも、生活の中での大切な運動です。
　「歩くことが運動の基本、走ることが運動の主役」…心臓ドキドキ・汗をかくことが、運動のめやすです。

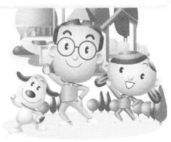

- お父さんの帰宅が遅いので、子どもとのふれあいは、朝、行うようにする。
  → お父さんと遊ぶのが楽しみで、子どもも朝早く、すっきり目覚めるようになった。元気よく登園するようになった。
- 雨で外に出られないときは、近所の子どもとお母さんが集まって、園で習った親子体操をする。

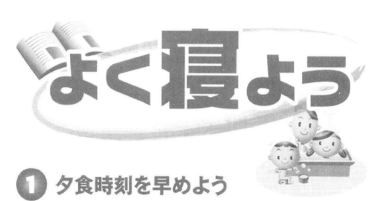

① 夕食時刻を早めよう

　決まった時刻に寝床に入り、読み聞かせ等をして自然に眠りに入るようにしましょう。そのためには、夕食を早めにとるように心がけましょう。
　「寝る子は育つ」…寝ている間に、成長ホルモンが分泌され、子どものからだと脳が成長します。十分な睡眠時間を確保するため、小学校低学年の頃までは遅くとも9時までに寝かせましょう。

② 安心して眠れる環境を

　室内の照明が明るすぎると、入眠物質（メラトニン）濃度がおさえられ、体内時計が狂ってしまいます。光刺激が強いほど、影響も大きくなります。
　夜間の外出を控え、就寝前のテレビ視聴やゲームをさせないようにし、静かで快適に眠れる環境を整えましょう。
　安心して眠るには、「静けさ」「安らぎ」「きれいな空気」が必要です。

〜翌朝は、太陽の光を浴び、心地よい目覚めができるようにしましょう〜

わが家の工夫

夕食時刻を早めるには…
・買い物は、24時間営業のお店で、早朝にすませ、仕事後はまっすぐ帰れるようにする。

ふれあい…
・お風呂にいっしょに入る。
・テレビ視聴やゲーム使用の時間を決め、家族読書の時間を設ける。

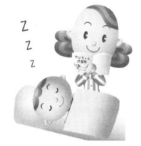

第7章 まとめ 食べて、動いて、よく寝よう！ 165

規則正しい生活リズムで、毎日が過ごせるよう、家族で取り組みましょう。

例えば 生活リズムの重要性

睡眠のリズムが乱れると…

○朝食の欠食が増え、食事のリズムが崩れる。
○午前中の活動力が低下し、運動不足となって、体力低下が起こる。
　→（注意・集中ができない。イライラする。じっとしていられない。）
○自律神経の機能低下
　→（昼夜の体温リズムが乱れる。）
○ホルモン分泌リズムの乱れ
　→（朝、起きられず、日中に活動ができない。夜ぐっすり眠れない。）
○体調不良
　→（気分がさえない。やる気が出ない。）
○精神不安定に陥りやすくなる
　→（仲間と活動ができず、はずれて、不安が高まる。）
○学力低下・体力低下・不登校・暴力行為

- 心・ふれあいを育てるためには、家庭における「**食**」を、
- 自律神経を鍛え、生きる力を育むためには、「**運動**」を、
- キレないで、精神を安定させるためには、「**睡眠**」を、

大切にしなければならないのです。

食べて 動いて よく寝よう!!

（早稲田大学教授／医学博士　前橋　明）

子どもの生活リズムを大切にしましょう！

規則正しい生活リズムが、子どもの意欲や学力・体力の向上、情緒の安定につながります。

～大人は子どもの「人生のモデル」～

子どもの生活リズムを、大人の都合に合わせて、乱していませんか？

　規則正しい生活リズムは、大人にとっても、大切です。大人がイキイキと健康に過ごしている姿や笑顔あふれる姿は、子どもたちのお手本になります。
　また、子どもが規則正しい生活習慣を身につけると、お母さんやお父さんが、心のゆとりをもつことができ、子育てが楽になります。

保護者のみなさん、大人のみなさん、間違えないで!!

●深夜外出の制限(午後10時〜午前4時)
保護者は、正当な理由がある場合を除いて、深夜10時以降に青少年のみで外出させてはいけません。深夜営業(者)は、施設内にいる青少年に帰宅を促す義務があります。

●保護者が同伴でも深夜は入れません!!
青少年(18歳未満)は、深夜(午後10時〜午前4時まで)、保護者が同伴でも、カラオケボックスやマンガ喫茶、インターネットカフェ、ボウリング場、ビリヤード場、映画館などの興行場に立ち入れません。(沖縄県青少年保護育成条例)
ゲームセンターについては、午後8時〜日の出まで立ち入れません。
(沖縄県風俗営業等の規制及び業務の適正化等に関する法律施行条例)

深夜徘徊は➡️危険………恐喝や暴行、性犯罪に巻き込まれる危険性が高くなります。
　　　　　　成長を阻害……からだの成長だけでなく、勉強や心の成長にも影響を及ぼします。
　　　　　　非行のはじまり…次第に飲酒・喫煙・窃盗・傷害と、非行や犯罪行為が深刻化します。

市町村の施設をのぞいてみよう…
公民館・図書館・児童館・子育て支援センター・子育て広場・学童クラブ
子ども会・ファミリーサポートセンター・地域の子育て支援グループなど
☆詳しくは、市町村の教育委員会や児童家庭課などにお問い合わせ下さい☆

青少年の家を活用しよう…(青年の家・少年自然の家から名称変更)
様々な体験活動を行っています。親子で参加しませんか。
・名護青少年の家　・石川青少年の家　・糸満青少年の家
・玉城青少年の家　・宮古青少年の家　・石垣青少年の家
☆利用方法など、詳しいことは、各施設へお問い合わせ下さい☆

文部科学省『家庭教育手帳』
家庭教育やしつけ等について、漫画やイラストなどを使い、解説しているヒント集です。
①ドキドキ子育て(乳幼児編)　②ワクワク子育て(小学生低学年〜中学年編)
③イキイキ子育て(小学生高学年〜中学生編)
インターネットのホームページで閲覧・ダウンロードできます。
　文部科学省　　　URL:http://www.mext.go.jp/a_menu/shougai/katei/main8_a1.htm
　沖縄県教育委員会　URL:http://www.edu.pref.okinawa.jp/gaku/kateikyouiku/index.html

親子ふれあい体操(4〜7ヶ月用・8〜11ヶ月用・幼児用)
わが家のやくそく・チャレンジカード
沖縄県教育委員会ホームページからダウンロードしてご活用ください。
http://www.edu.pref.okinawa.jp/gaku/yakusoku/index.html

問い合わせ先:沖縄県教育庁生涯学習振興課
〒900-8571 那覇市泉崎1-2-2　TEL:098-866-2746　FAX:098-863-9547

資　料　ポスター

親子ふれあい体操
　食べて、動いて、よく寝よう！

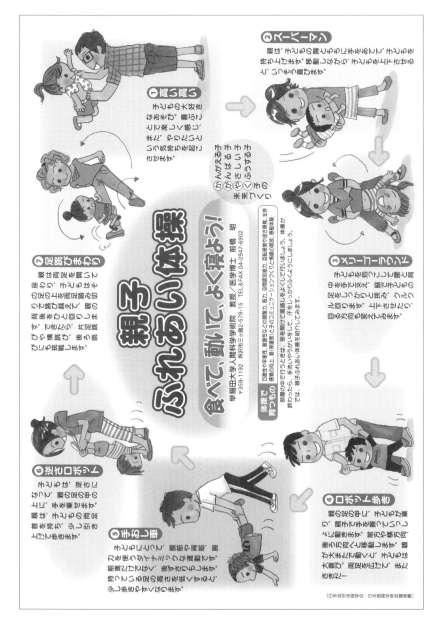

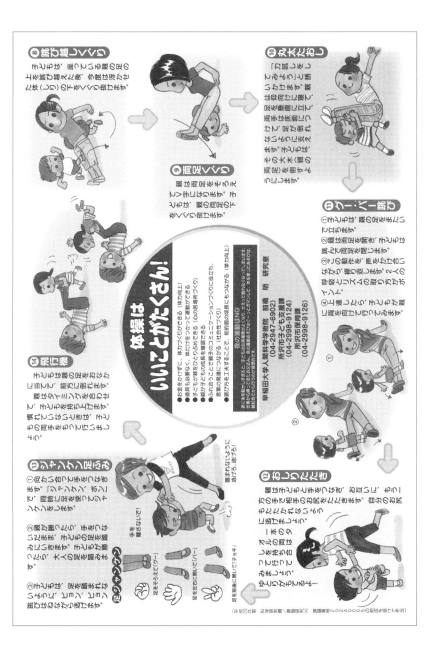

0歳児の親子ふれあい体操

　4〜7か月の運動

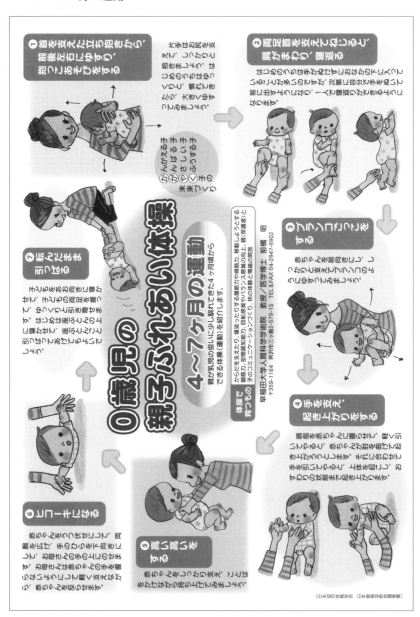

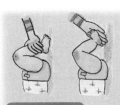

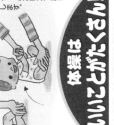
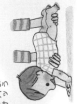
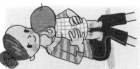
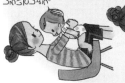

8〜11か月の運動

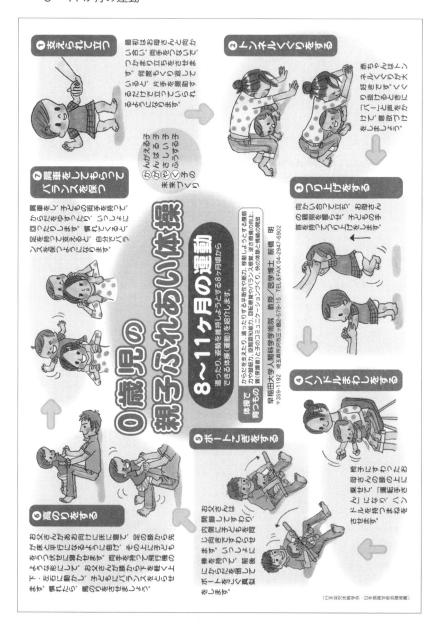

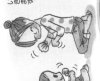
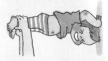
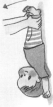
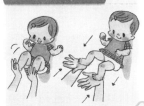
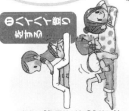
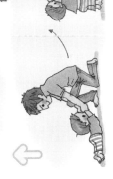

1歳児の親子ふれあい体操
1歳～1歳3か月の運動

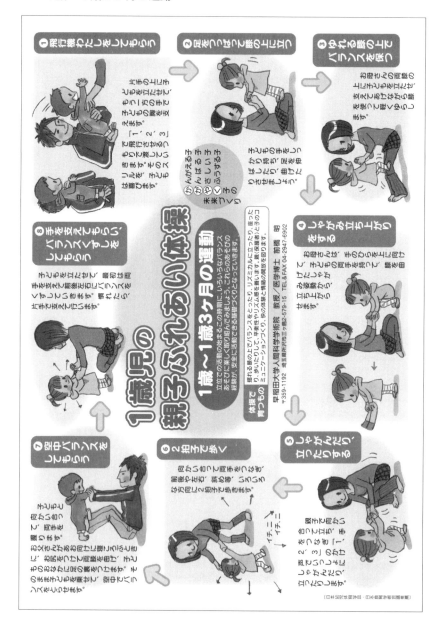

資　料　ポスター　175

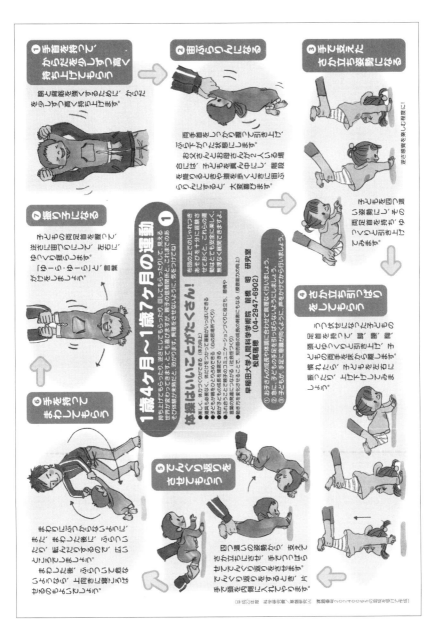

1歳4か月～1歳7か月の運動

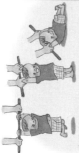
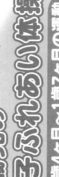
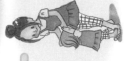

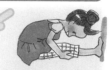

1歳8か月〜2歳の運動

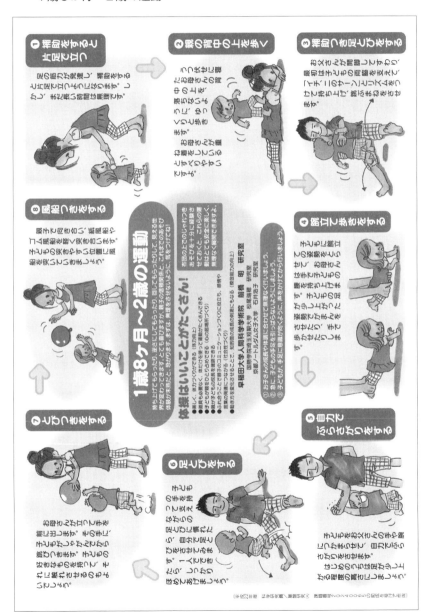

体力づくり運動をしよう Ⓐ

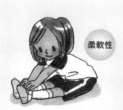
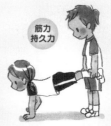
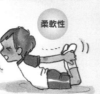

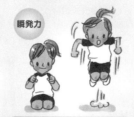
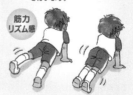

⑨ 馬とびをする

- 下で馬になるときは、安全上、あごを引き、頭を内に入れます。
- 馬になる子のいろいろな高さに挑戦してみましょう。
- 上達したら、反復して、リズミカルに跳びます。
- 慣れたら、坂道ののぼりおりをしてみましょう。

瞬発力 平衡性

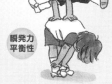

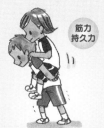

筋力 持久力

⑩ 背負い歩きをする

- 友だちをおんぶして一定距離を歩きます。
- 慣れたら、坂道ののぼり・おりをしてみましょう。
- 前歩きだけでなく、後ろ歩きや横歩きもしてみましょう。

⑪ 人力車になる

- 人力車を引くときは、人力車になった友だちの能力に合わせて歩くことが大切です。

筋力 持久力

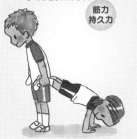

運動はいいことがたくさん!

- 楽しく、体力づくりができる（体力向上）
- 道具を使わなくても、体だけをつかって、運動がいっぱいできる
- 自分の成長を確認できる
- 友だちといっしょに行うことでコミュニケーションづくりに役立ち、社会性の発達につながる（社会性づくり）
- 動き方を変化させることで、知的面の成長の刺激にもなる（知性の向上）

幼少児期より布団の上でのじゃれつきあそびを十分に経験させておくと、これらの運動はとても安全に楽しく、無理なく展開できますよ。

① 自分の能力や体調に合わせて無理なく行いましょう。
② 急に、お互いの手足を引っぱらないようにしましょう。
③ お互いに意識が向くように、声をかけ合ってから行いましょう。

早稲田大学人間科学学術院　前橋　明　研究室　（TEL：04-2947-6902）

⑫ 腕立て腕屈伸をする

- 足を伸ばして腕を立て、腕を屈伸させます。
- 閉脚だけでなく、開脚でも練習してみます。

筋力 持久力

腹筋力

⑬ V字バランスをする

- 手を床につけ、からだを支えてV字姿勢を保ちます。
- 上達したら、手と足を床から上げて、V字姿勢を保ちます。

⑭ ブリッジをする

- あお向け姿勢から、足と腕をつっぱり、静かに腹を持ち上げ、ブリッジをつくります。
- 腹を持ち上げた姿勢を5秒程度保ちます。
- できないときには、マットを使って後ろ曲げの練習をします。

柔軟性

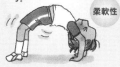

⑮ 手たたき腕ジャンプをする

- 腕ジャンプをし、ジャンプ中に手をたたきます。
- 慣れたら、リズミカルに連続して行います。

瞬発力

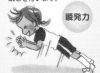

リズム感 巧緻性

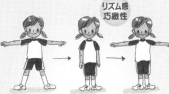

⑯ 開いて閉じて閉じて

- 足は「開く」「閉じる」「閉じる」の運動を、手は「横（水平に）」「下（体側に）」の運動を、いっしょにくり返しながら行います。

（平成22年度　科学研究費／基盤研究(A)　課題番号 20240065（研究代表者　前橋明）の助成を受けて作成）

体力づくり運動をしよう Ⓑ

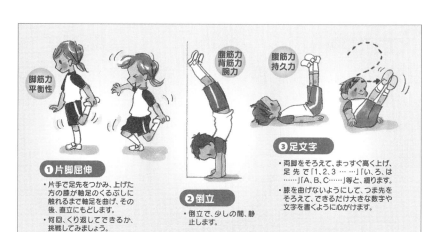

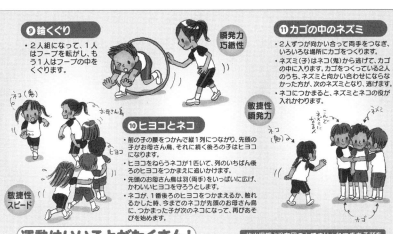

❾ 輪くぐり
瞬発力
巧緻性
- 2人組になって、1人はフープを転がし、もう1人はフープの中をくぐります。

❿ ヒヨコとネコ
敏捷性
スピード
- 前の子の腰をつかんで縦1列につながり、先頭の子がお母さん鳥、それに続く後ろの子はヒヨコになります。
- ヒヨコをねらうネコが1匹いて、列のいちばん後ろのヒヨコをつかまえに追いかけます。
- 先頭のお母さん鳥は羽(両手)をいっぱいに広げ、かわいいヒヨコを守ろうとします。
- ネコが、1番後ろのヒヨコをつかまえるか、触れるかした時、今までのネコが先頭のお母さん鳥に、つかまえた子が次のネコになって、再びあそびを始めます。

⓫ カゴの中のネズミ
敏捷性
瞬発力
- 2人ずつが向かい合って両手をつなぎ、いろいろな場所にカゴをつくります。
- ネズミ(子)はネコ(鬼)から逃げて、カゴの中に入ります。カゴをつくっている2人のうち、ネズミと向かい合わせにならなかった方が、次のネズミとなり、逃げます。
- ネコにつかまると、ネズミとネコの役が入れかわります。

運動はいいことがたくさん！
- 楽しく、体力づくりができる（体力向上）
- 道具を使わなくても、体だけをつかって、運動がいっぱいできる
- 自分の成長を確認できる
- 友だちといっしょに行うことでコミュニケーションづくりに役立ち、社会性が身につく（社会性づくり）
- 動き方を変化させることで、知的面の成長の刺激になる（知性の向上）

幼少児期より布団の上でのじゃれつきあそびを十分に経験させておくと、これらの運動はとても安全に楽しく、無理なく展開できますよ。
①自分の能力や体調に合わせて、無理なく行いましょう。
②急に、お互いの手足を引っぱらないようにしましょう。
③お互いに意識が向くように、声をかけ合ってから行いましょう。

早稲田大学人間科学学術院　前橋　明　研究室　(TEL:04-2947-6902)

⓬ つながり鬼
敏捷性
持久力
- つかまるにしたがって鬼の数が増えていきます。鬼たちはどんどん手をつないで、横に広がって子を追いかけます。
- 両端の鬼しか、子をつかまえることはできません。

⓭ 手つなぎ鬼
敏捷性
持久力
- つかまった子は鬼となり、もとの鬼と手をつないで他の子を追いかけます。
- 鬼が4人になったら、2人ずつに分かれて、鬼のグループを増やしていきます。

⓮ 背中合わせリレー
リズム感
巧緻性
- 2人で背中合わせになり、折り返し点をまわってもどってきます。

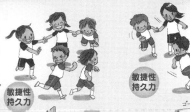
瞬発力
スピード

⓯ 子ふやしリレー
- 6人を1チームにし、先頭の子が旗をまわってきます。まわってきたら、次の子と手をつないで2人でまわってきます。
- だんだん人数を増やしていき、早く6人がいっしょになって旗をまわってきたチームの勝ちとします。

⓰ 通りぬけ競争
敏捷性
巧緻性
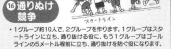
- 1グループ約10人で、2グループを作ります。1グループはスタートラインに立ち、通りぬける役に、もう1グループはゴールラインの5メートル程前に立ち、通りぬけを防ぐ役になります。
- 「はじめ」の合図で、スタートライン上に立っているグループは一斉にゴールをめざして走ります。途中でつかまったり、タッチされたら、アウトになります。通りぬけた人数の多いチームの方が勝ちです。

［平成22年度　科学研究費／基盤研究(A)　課題番号 20240065(研究代表者　前橋　明)の助成を受けて作成］

あとがき

　子どもたちが健康で、かつ健全に育っていくためには、睡眠と食事の習慣を整え、そのリズムを規則正しくすることが極めて重要である。そして、子どもたちの生活の中では、「時間」「空間」「仲間」という、三つの「間」（サンマ）を整えていくことと、日中に運動エネルギーを発散し、情緒の解放を図る機会を与えることの重要性を見逃してはならない。そのためにも、とくに幼少児期には、午前あそびに加え、午後あそびによってからだを動かして、汗をかくことが非常に大切となる。

　要は、生活の中に戸外あそびや運動、スポーツごっこを積極的に取り入れることで、運動量が増して、子どもたちの睡眠のリズムは整い、その結果、食欲は旺盛になっていく。この健康的な生活のリズムの習慣化によって、子どもたちの心身のコンディションは良好に維持されて、心も落ち着き、勉強にも取り組め、さらに、カーッとキレることなく、情緒も安定していく。

　運動とか戸外あそびというものは、体力づくりだけでなく、基礎代謝の向上や体温調節、あるいは脳・神経系の働きに重要な役割を担っている。生活リズムの改善・整調や創造力・知的能力の開発、精神的な落ち着き、社会性づくり等に、運動刺激は極めて有効である。ときが経つのを忘れて、あそびに熱中できる環境を保障していくことで、子どもたちは安心して、健康に成長していけるのだ。

　この部分を真剣に何とかしていくことが、私たち大人に与えられた緊急課題である。子どもたちに、日中のあそび、とくに戸外での運動あそびを楽しく実践させて、生活改善の作戦を立てて、健康づくりを実践してみよう。

早稲田大学　教授　前橋　明

■執筆者紹介（執筆順）

まえがき	前橋　明	（早稲田大学　教授）	

第1部
- 前橋　明（早稲田大学　教授）　第1章、第2章
- 石井　浩子（京都ノートルダム女子大学　准教授）　第2章
- 岩城　淳子（白鷗大学　教授）　第3章
- 佐野　裕子（聖徳大学　准教授）　第4章
- 泉　秀生（東京未来大学　講師）　第5章
- 森田　陽子（日本女子体育大学　准教授）　第6章

第2部
- 前橋　明（早稲田大学　教授）　第1章1〜6の1）、第2章
  第3章、第4章
  第5章2、第6章
  第7章
- 松尾　瑞穂（元国際学院埼玉短期大学　助教）　第1章6の2）
- 笹井　美佐（東京YMCA社会体育・保育専門学校　講師）　第5章1

資　料　前橋　明（早稲田大学　教授）
あとがき　前橋　明（早稲田大学　教授）

■資料提供

島仲由美子 先生（沖縄県教育センター）
沖縄県教育委員会・沖縄県地域家庭教育推進協議会
「生活リズム向上大作戦！ 食べて 動いて よく寝よう」

■編著者紹介

前橋　明（まえはし　あきら）

早稲田大学人間科学学術院 教授

学　　　位	米国ミズーリー大学大学院 修士（教育学）
	岡山大学医学部 博士（医学）
教育実績(経歴)	倉敷市立短期大学教授、米国ミズーリー大学客員研究員、米国バーモント大学客員教授、米国ノーウィッジ大学客員教授、米国セントマイケル大学客員教授、台湾国立体育大学客員教授を経て、現職
受　　　賞	1998年　日本保育学会研究奨励賞受賞
	2002年　日本幼少児健康教育学会功労賞受賞
	2008年　日本幼少児健康教育学会優秀論文賞受賞
	2008年　日本保育園保健学会保育保健賞受賞
社会的活動	インターナショナルすこやかキッズ支援ネットワーク　代表
	日本幼児体育学会　会長
	日本食育学術会議　会頭
	日本レジャー・レクリエーション学会　理事長
	科学研究費委員会専門委員（～平成29年）
主 な 著 書	『健康福祉科学からの児童福祉論』（チャイルド本社）、『運動あそび指導百科』（ひかりのくに）、『生活リズム向上大作戦』（大学教育出版）、『幼児体育―理論と実践―』（日本幼児体育学会）、『輝く子どもの未来づくり』（明研図書）、『最新 健康科学概論』『健康福祉学概論』（朝倉書店）、『子どもにもママにも優しいふれあい体操』（かんき出版）、『公園遊具で子どもの体力がグングンのびる』（講談社）、『0・1・2さいのすこやかねんねのふわふわえほん』（講談社）、『3歳からの今どき「外あそび」』（主婦の友社）、『保育の運動あそび450』（新星出版社）等

乳幼児の健康　第3版

2007年 6 月10日　初　版第 1 刷発行
2010年10月15日　第 2 版第 1 刷発行
2018年 3 月20日　第 3 版第 1 刷発行

■編 著 者——前橋　明
■発 行 者——佐藤　守
■発 行 所——株式会社 大学教育出版
　　　　　　〒700-0953　岡山市南区西市855-4
　　　　　　電話(086)244-1268㈹　FAX(086)246-0294

■印刷製本——モリモト印刷㈱
■イラスト——大森和枝
■Ｄ Ｔ Ｐ——難波田見子

©Akira MAEHASHI 2007, Printed in Japan
検印省略　落丁・乱丁本はお取り替えいたします。
無断で本書の一部または全部を複写・複製することは禁じられています。

ISBN978-4-86429-498-0